Christoph Riedel

Krisen und Interventionen

herausgegeben von Nadine Lexa

Palliative Care für Einsteiger

Band 6

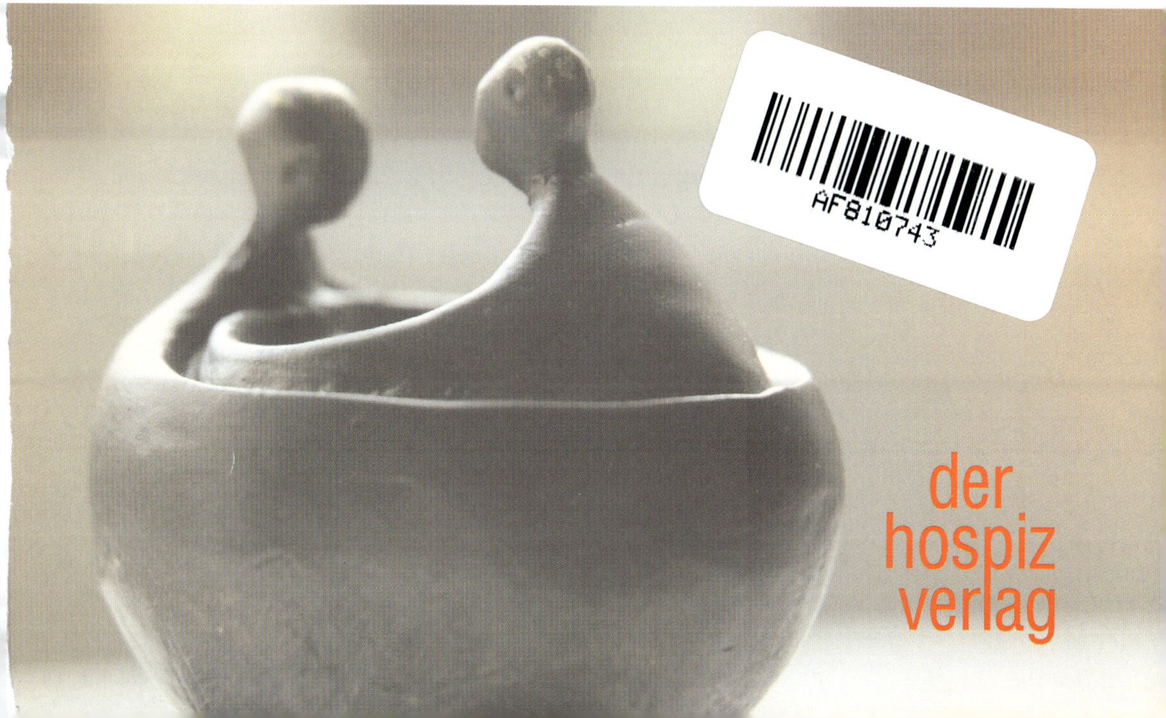

der hospiz verlag

Inhalt

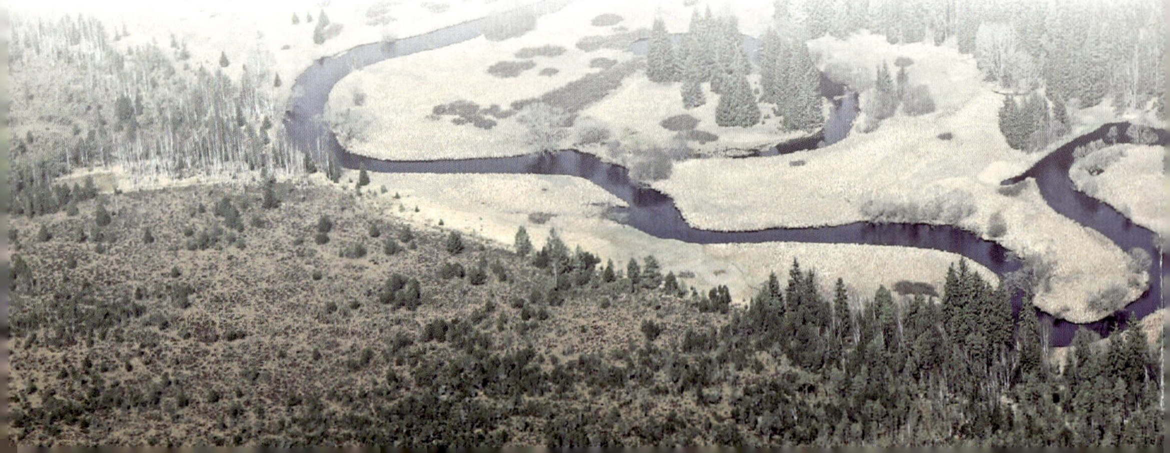

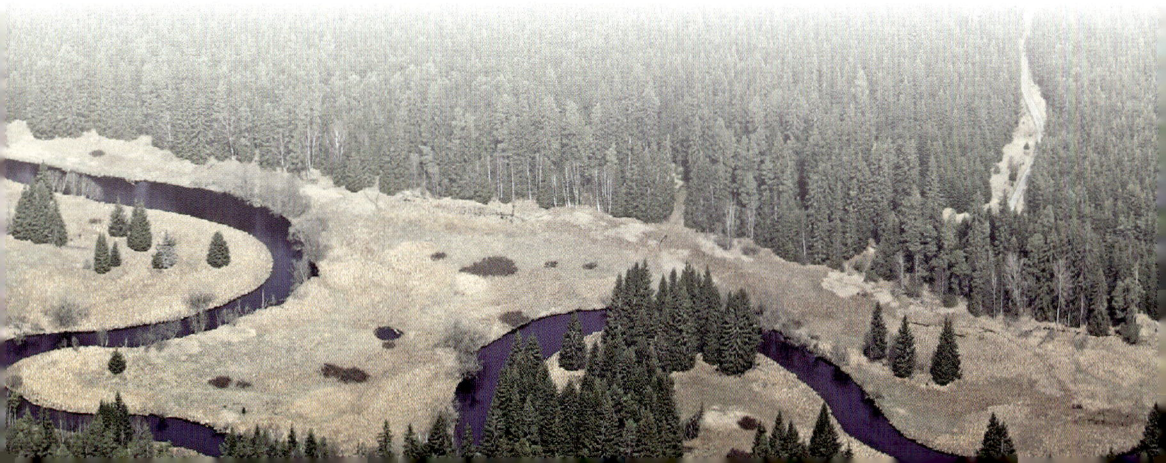

Vorwort

„Krisen sind Weichenstellungen des Lebens.
Nur der Tod kennt keine Krise.“
Andreas Tenzer

Existenzielle Verzweiflung am Ende des Lebens in Form einer Krise ist ein schwer fassbares Phänomen. Sie wird häufig nicht richtig erkannt und mit anderen Symptomen wie beispielsweise einer Depression verwechselt. Eine Krise ist ein intensives individuelles Erleben in verschiedenen emotionalen Dimensionen.

Die Konfrontation mit dem bevorstehenden Tod kann alle bisher wichtigen und tragenden Strukturen im Leben eines Betroffenen zusammenbrechen lassen. Nicht selten erleben die Betroffenen eine Krise als akute Bedrohung und als schmerzhaftes Leid.

Eine existenzielle Krise kann sich in kaum kontrollierbaren und sehr belastenden Symptomen äußern. Die Ursachen können vielfältig sein. Begleitende, Pflegende, An- und Zugehörige und Ehrenamtliche, wissen oft nicht wie sie sich „richtig“ und gut unterstützend verhalten können.

Existenzielle Verzweiflung am Lebensende sollte als multidimensionales Leiden betrachtet werden. Im diesem Buch werden zahlreiche Unterstützungsmöglichkeiten für Begleitende aufgezeigt. So können deren Gefühle von Hilflosigkeit und Ohnmacht reduziert werden.

Eine Krise ist keine medizinische Diagnose, daher sind medizinisch-pharmakologische Maßnahmen weniger zielführend. Für die Betroffenen sind das Angebot spiritueller und psychologischer Unterstützung und vor allem „Da-sein“ von nahestehenden Menschen hilfreich.

Was eine Krise ist, wie man erkennen kann, dass eine Krise vorliegt und man damit umgehen kann, zeigt Ihnen Christoph Riedel im vorliegenden Buch auf.

Nadine Lexa, MAS
Herausgeberin der Buchreihe „Palliative Care für Einsteiger“

Vorwort

Krisen gehören zum Leben des Menschen, auch zu seinem letzten Leben, in dem er sich auf den Tod zubewegt. Diese besondere Lebenslage, das Sterben, lässt Krisen für den Einzelnen möglicherweise in einer dramatischen Zuspitzung erscheinen. Das ist für alle, die mit dem Menschen im letzten Leben zu tun haben, eine besondere Herausforderung.

Pflegende und Begleitende in der Palliative und Hospice Care erwarten von sich möglicherweise eine besondere Kompetenz, gerade mit den Krisen im letzten Leben souverän umzugehen. Souverän, um den Sterbenden zu beruhigen und ihm einen guten Weg in seinen Tod zu ermöglichen. Souverän auch, um selbst innerhalb der nötigen Grenzen für sich zu sorgen. Souverän nicht zuletzt den An- und Zugehörigen gegenüber, um jenen beim Abschied von einem lieben Menschen die erforderliche Sicherheit zu vermitteln.

Die vorliegenden Gedanken zu Krisen und Interventionen sind im Kontext der Psychological Care, der Psychotherapie in der Sterbebegleitung, entstanden. Sie wurden in Seminaren, Vorlesungen und Weiterbildungen im Kontext der Palliativ- und Hospizarbeit in verschiedener Form vorgetragen. Jetzt liegen sie in einem lesbaren Zusammenhang vor. Ziel ist nicht, die Pflegenden und Begleitenden zu psychotherapeutischen Fachkräften zu machen. Vielmehr sind hier Verständnishilfen für die Krisenphänomene und Interventionsanregungen zur Beruhigung Sterbender in Krisensituationen zusammengestellt. Sie haben allesamt psychologische Grundlagen.

Der Schwerpunkt in der Logotherapie, der sinnorientierten Psychotherapie nach V. Frankl, und der achtsamkeitsbasierten Verhaltenstherapie ist unverkennbar. Viele andere psychotherapeutische Theorien und Strategien sind mit eingeflossen.

So ist, das war meine Intention, ein hoffentlich praktikables Portfolio für Pflegende und Begleitende in der palliativen und hospizlichen Arbeit entstanden, um den seelischen und existenziellen Nöten in den oft kurzen Begegnungen mit den Sterbenden psychologische Qualität zu verleihen.

Ingolstadt, 21. Febr. 2017, Christoph Riedel

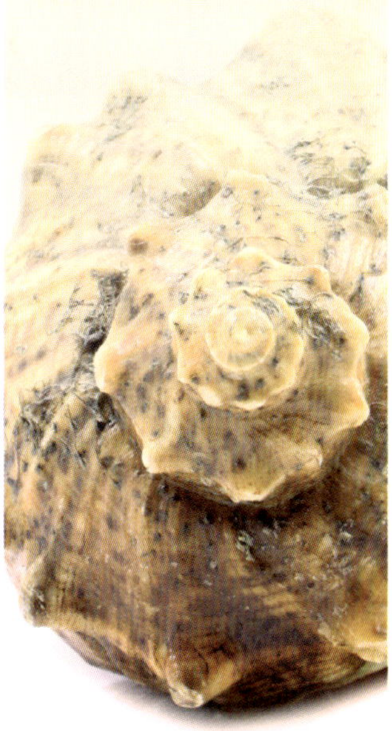

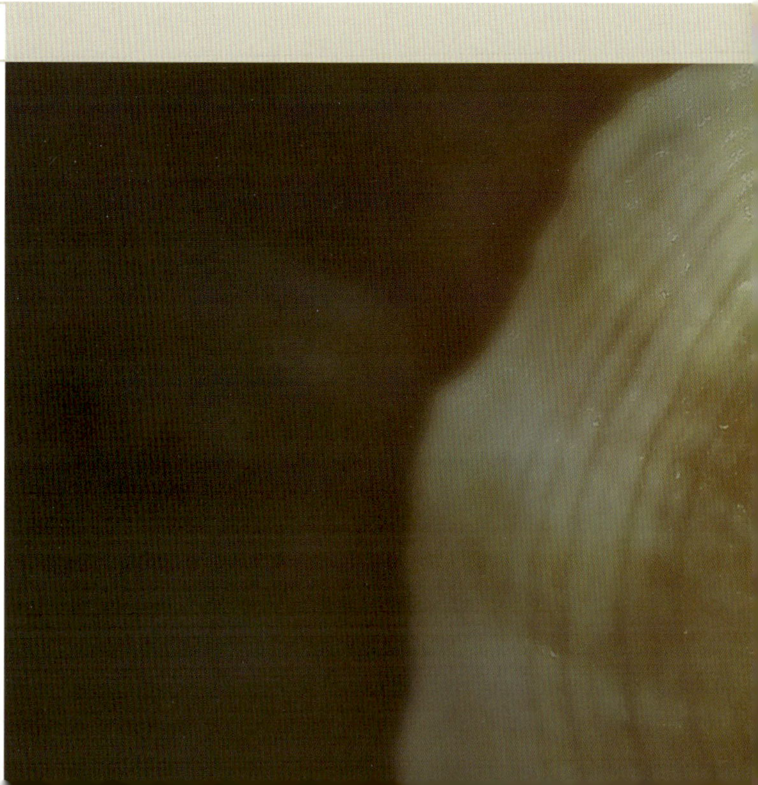

1 Einführung

Was ist Psychological Care am Ende des Lebens?

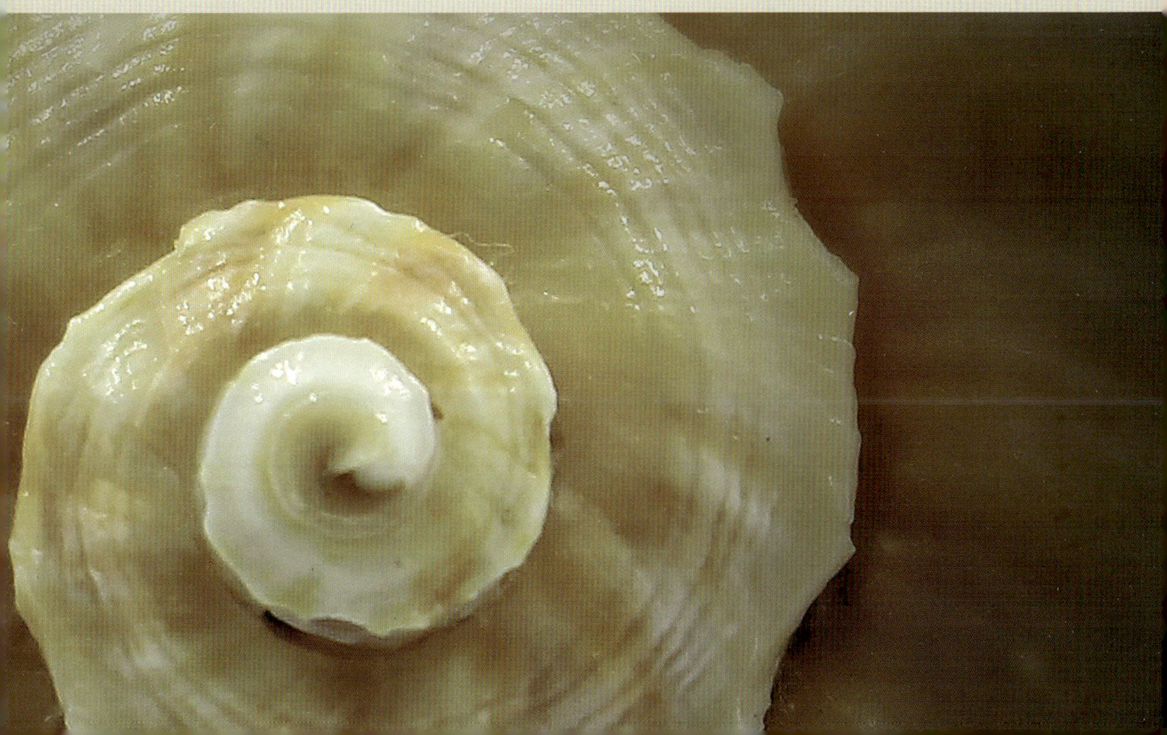

1 Einführung: Was ist Psychological Care am Ende des Lebens?

Psychological Care versteht sich als psychotherapeutisch orientierte Begleitung Sterbender. Alle Professionen, die in der Sterbebegleitung tätig sind, haben damit Zugriff auf psychologisches Wissen und therapeutische Strategien für die existenziellen Fragen, denen Sterbende in Stimmungen, Gefühlen (Affekten) und Gedanken Ausdruck verleihen (Riedel, 2017, S. 9ff.). Psychological Care arbeitet mit einem Verständnis von Psychotherapie, das sich vom Gedanken der „Care", der fachlichen Fürsorge und der existenziellen Umsorge des Menschen leiten lässt (Schnabl, 2010, S. 107ff.). Psychotherapie in der Sterbebegleitung ist demnach eingebettet in die umfassende Palliative Care und hospizliche Begleitung. Sie versteht sich als ein psychologisch orientiertes Angebot an den Sterbenden und dessen An- und Zugehörige. Sie kann die Seelsorge (Spiritual Care) ergänzen oder sich durch sie ergänzen lassen. Das Versorgungs- und Begleitungskonzept für das Sterben des Menschen entwickelt dadurch die palliative Pflege und Palliativmedizin, die Hand in Hand mit den Formen der Hospizarbeit gehen, zu einer den ganzen Menschen einbeziehenden Unterstützung bei der herausfordernden Bewältigung seines Lebensabschiedes. „Palliative Care sorgt sich in einem umfassenderen Verständnis um die Würde des sterbenden Menschen und seiner Selbstbestimmung am Lebensende. Sie ist ihrem Selbstverständnis nach Ausdruck von Verbundenheit und Mit-Sein." (Marquard, 2007, S. 185)

Psychological Care geht davon aus, dass das Leben in der palliativen Lage zur gesamten Lebensgeschichte des Menschen gehört. Der schwersterkrankte Patient, der Mensch, der sich einer lebensendenden Diagnose ausgesetzt sieht, der sterbende Mensch zu Hause, in der Pflegeeinrichtung, in der Palliativstation oder im Hospiz – sie alle sind auf dem Weg durch das letzte Leben. Dieser Weg ist nicht nur ein Abschied, sondern auch Anpassung an ein oft stark verändertes Leben (Riedel, 2017, S. 68ff.). Anpassungs-

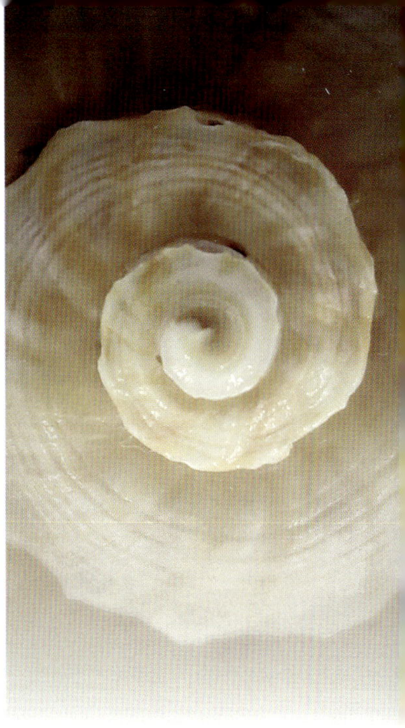

fähigkeit und Anpassungsbereitschaft des Menschen sind in einer besonderen Lage, dem letzten Leben eben, gefordert. Oft versagen die gewohnten Strategien, vermeintlich sichere Bindungen lösen sich auf, Ressourcen sind nicht mehr ohne Weiteres zugänglich. Neue Aufgaben sind zu meistern wie wiederholte Klinikaufenthalte, Therapieentscheidungen, die Umsiedelung in eine Pflegeeinrichtung, die Aufnahme in ein Hospiz. Auch derjenige, der sich für das Sterben im häuslichen Umfeld entschloss, muss sich auf Veränderungen einstellen. Viele Hilfsmittel, die Umorganisation der Wohnung, eine Reihe von Helfern, die jetzt den Wohnbereich betreten und darin tätig sind, müssen akzeptiert werden. Die Intimität des privaten Lebens wird an vielen Stellen eingeschränkt oder sogar aufgehoben. Das alles wirkt sich auf die Befindlichkeit, die Gefühlswelt und das Verhalten des Betroffenen aus. Er fühlt sich möglicherweise inmitten einer wohlmeinend betriebsamen Versorgungswelt isoliert und einsam. Er fühlt sich oft in der Rolle des passiven Empfängers von Maßnahmen. Die Autonomie, die Entscheidungs- und Gestaltungsfähigkeit, schränkt sich ein. Die Fürsorge muss deshalb durch Umsorge ergänzt werden. Im Kontext der Umsorge hat Psychological Care ihren systematischen Ort (Riedel, 2017, S. 35ff.).

„Sterbende leben – Lebende sterben", formuliert der Ethiker R. Marquard (2007, S. 193). Leben ist in eine Lebenswelt hinein verwoben, zu der vielfältige Bindungen gehören. Das „pallium (lat. Mantel) des Beziehungsreichtums" (Marquard, 2007, S. 172) wird im letzten Leben durch die zunehmende Immobilität und Schwächung des Sterbenden, aber auch durch die therapeutische oder pflegerische Isolation eingeschränkt oder wirkt für den Betroffenen einseitig und funktionell: Er ist der Hilfsbedürftige, die anderen sind die Versorger und Helfer. In der modernen palliativen und hospizlichen Versorgung des Sterbenden sollen qualitativ wichtige Bindungen erfahrbar und lebbar bleiben. Die Asymmetrie zwischen Helfer und Patient wird zugunsten einer Beziehung auf Augenhöhe aufgelöst, was eine Herausforderung an beide, an den Sterbenden und seine Begleiter, darstellt. Die psychotherapeutisch gebildete Fachkraft vermag dazu einen wichtigen Beitrag zu leisten:

- Behutsame Klarheit in der Kommunikation auch schwieriger Themen,
- ausdrucksstarke, tragend-bergende Interaktion in belastenden Situationen,
- verlässliche Rituale und
- Kontaktformen jenseits der verbalsprachlichen Verständigung

können durch psychotherapeutische Sachlichkeit als notwendig erkannt, ermutigend gefördert und trainiert wie auch supervidiert werden. Der Sterbende wird so in seiner persönlichen Kompetenz für seine Lage gesehen. Wo er an die individuellen Grenzen gerät, wird er unterstützt und begleitet.

Dafür gilt das therapeutische Prinzip, sich der Bindung, der Potenziale und Ressourcen zu bedienen, über die die Betroffenen implizit oder explizit verfügen – und auf dieser Grundlage neue Möglichkeiten zu entwickeln, sofern die Lage es erfordert. Psychological Care unterscheidet sich darin von der „Spiritual Care“, der seelsorgerlichen (pastoralen) Begleitung von Menschen in der palliativen Lage. Psychological Care arbeitet grundsätzlich nur mit den Erzählungen vom Leben, mit den Wahrnehmungen und Erfahrungen mit der Persönlichkeit des Sterbenden, die er anbietet, äußert und zulässt. Seine persönliche Resilienz (Stabilität) und seine individuellen Ressourcen (Potenziale) bilden die Grundlage der psychologisch orientierten Begleitung im Sterben. Dazu gehört selbstverständlich der Respekt vor religiösen Überzeugungen und spirituellen Haltungen des Sterbenden. Ausdruck respektvollen Umgangs damit ist es, wenn ein Begleitender an seine Grenzen gerät, den geeigneten Helfer anzubieten und ihn gegebenenfalls auch in die Begleitung „einzufädeln“.

Psychological Care erscheint damit umfassender als reine Krisenintervention. Sie zielt an, das Leiden des Menschen, der durch sein letztes Leben geht, wieder in das Leben einzubetten, zu dem es als eine Erfahrung des Menschen gehört. Das Leben als das Ganze und das Leiden als eine, wenn auch sehr präsente, Teilerfahrung darin ist wieder bewusst zu machen. Sterbende, denen das immer wieder einmal gelingt, erleben sich in diesen Mo-

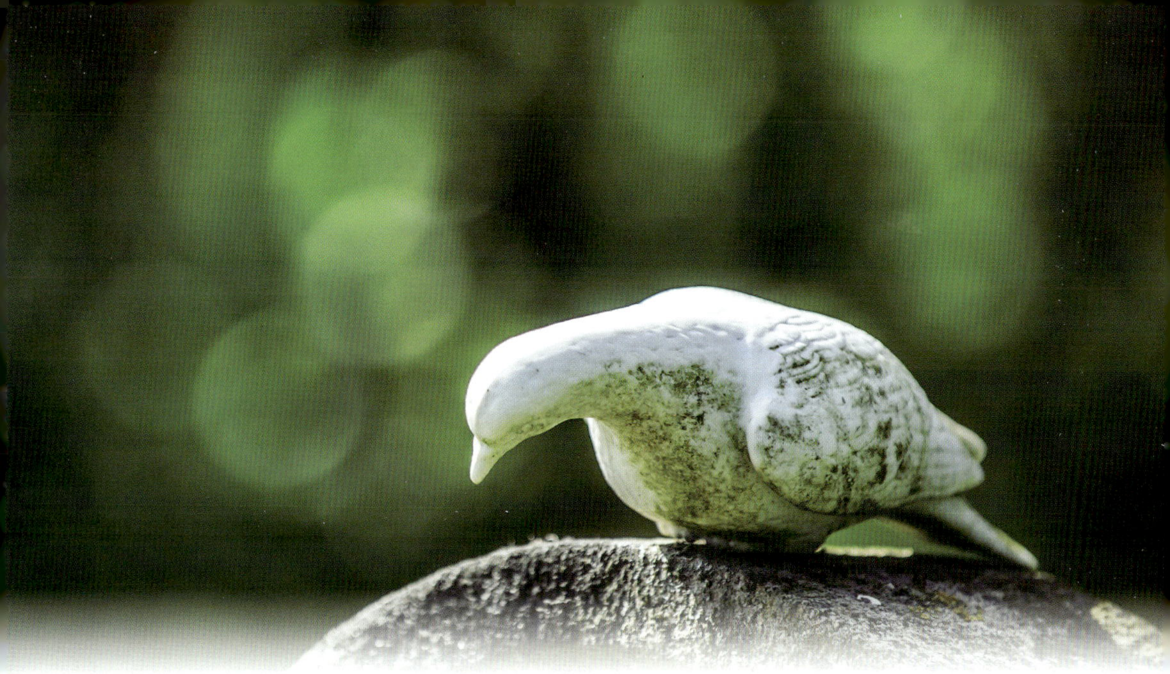

menten als geborgen, versöhnt, wertvoll und das Leben als von Sinnhaftigkeit getragen. Ziel der Krisenintervention ist es, mit dem Menschen im letzten Leben so in Kontakt zu kommen, dass er zur Reintegration des Leidens in sein Leben befähigt wird. Werden derartige Erfahrungen wiederholt möglich, dann fördert dies das Selbstmitgefühl (Neff, 2014, S. 145ff.) des Betroffenen und steigert seine Resilienz, die Fähigkeit, auch in extremen Belastungssituationen in Kontakt mit sich zu bleiben (Graham, 2014, S. 22ff.). Sterben und Tod sollen durch die psychologische Fachlichkeit weder pathologisiert werden (Vogel, 2012, S.81) noch soll der Eindruck entstehen, dass Sterben ohne psychotherapeutischen Beistand nur bedingt möglich ist. Es geht darum, dass für Krisenlagen in der Begleitung sterbender Menschen Verstehen ermöglicht und Interventionen angeboten werden, die zur Klärung und Beruhigung des Betroffenen, der ihm nahestehenden Menschen und der Helfenden beitragen.

Pflegende, Begleitende in der Hospizarbeit, therapeutische Fachkräfte in der Sterbebegleitung können durch die Einsichten der Psychological Care und den daraus ableitbaren Haltungen, Handlungsweisen und Interventionsformen die fachspezifische Kompetenz um psychologische Aspekte erweitern. Darum geht es in den folgenden Ausführungen, die kein vollständiger Abriss der Psychological Care sein können (Riedel, 2017).

Sie erweitern das Begleitungsspektrum um psychologische Möglichkeiten des Verständnisses von Krisensituationen und Interventionsmöglichkeiten, die darin zur Klärung beitragen und Beruhigung erleichtern. Krisen, die Störungsbilder wie pathologische Angst, Kontroll- und Zwangsverhalten, schwere Depression (Major Dpression), Persönlichkeitsstörungen oder psychotische Zustände begleiten, gehören und bleiben in der Zuständigkeit des psychiatrischen und psychotherapeutischen Fachmanns. Zu entscheiden, inwieweit Ängstlichkeit, Depressivität, Frustrationen, Resignation, Schuldgefühle und die damit verbundenen tiefen Emotionen Ausdruck der besonderen existenziellen Lage des Sterbenden und der ihm verbundenen An- und Zugehörigen sind, und ihm damit auch ohne sofortigen therapeutischen Zugriff gelassen werden können, dazu sollen die Ausführungen in diesem Buch Anhaltspunkte, Informationen und Begleitungsformen anbieten.

Zuweilen ist es gerade in der professionellen Begleitung sterbender Menschen sinnvoll, sich bewusst zu machen und zu halten, dass das Sterben selbst eine Krise sein kann. Denn in die Wahrnehmung, dass das Leben gerade mein letztes Leben ist, mischen sich ohne äußeres Zutun die schützenden und vermeidenden Verhaltensweisen unserer unbewussten Systeme. Es bedarf schon einiger Anstrengung und oft wiederholter Ermutigung dazu, das Erleben auf sich beruhen zu lassen, um sich selber wieder zu regulieren und zu einer beruhigten Einstellung diesem letzten Leben gegenüber zurückzufinden.

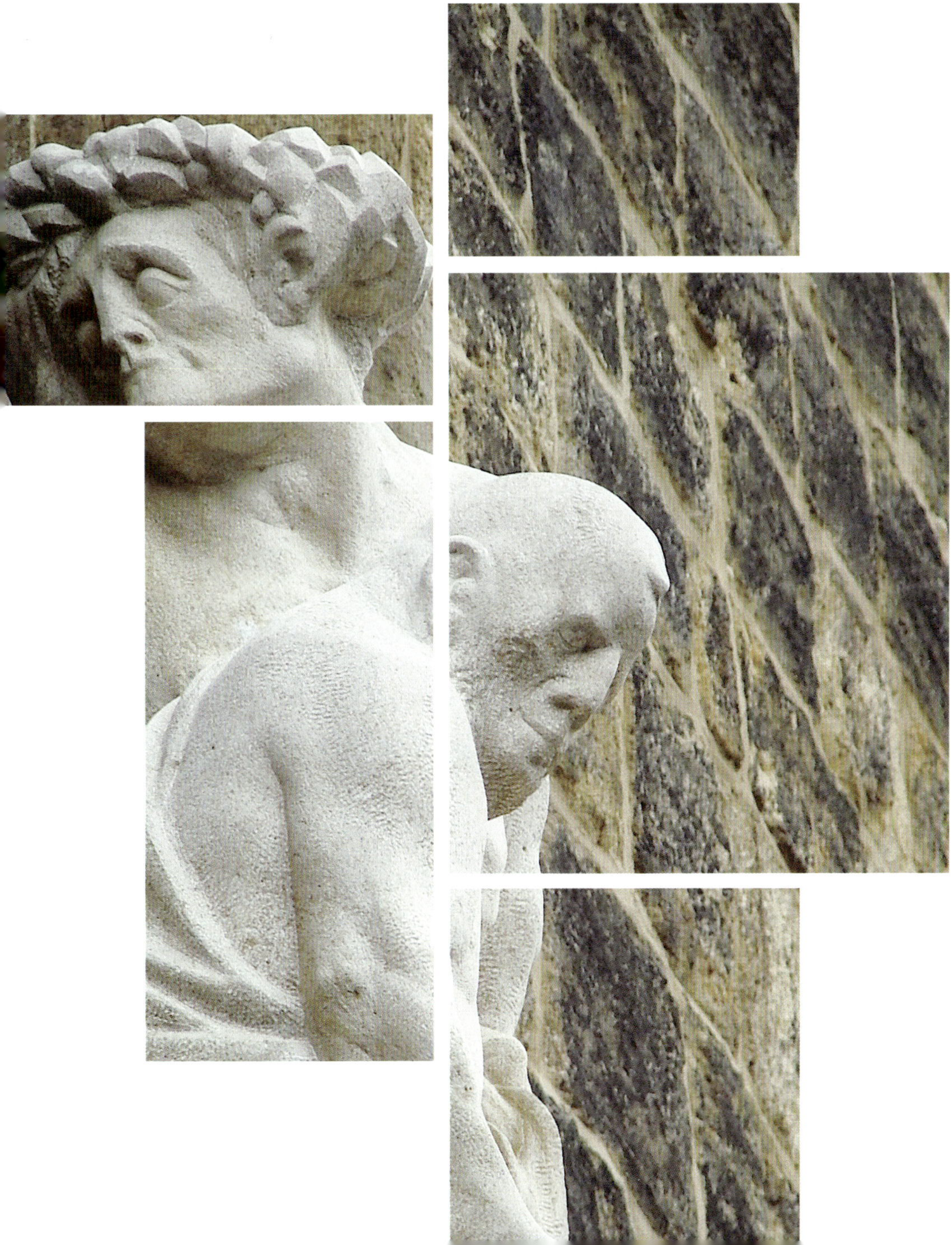

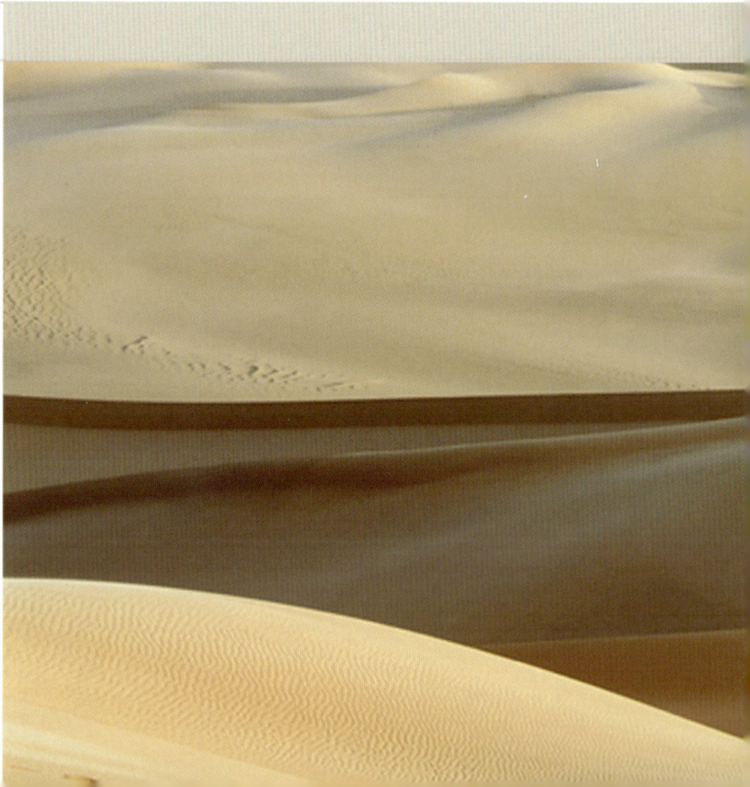

Kapitel 2

Der Krisenbegriff: Sterbekrisen als Lebenskrisen

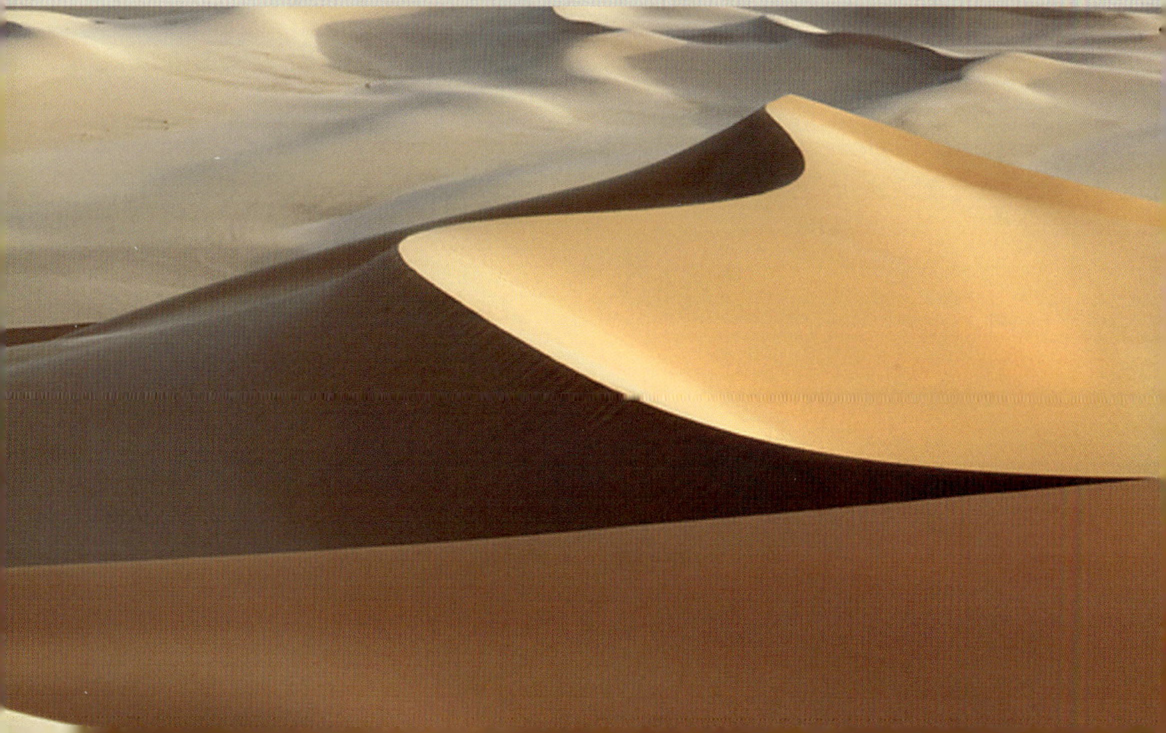

2 Der Krisenbegriff: Sterbekrisen als Lebenskrisen

Gebrechlichkeit im Alter, schwere Krankheit, die Konfrontation mit der persönlichen Sterblichkeit sind herausfordernde Lebenslagen, die neue Einstellungen zu einzelnen Lebensbereichen und zur Persönlichkeit des Betroffenen erfordern. Solche Erfahrungen unterbrechen die Selbstverständlichkeit und damit die Normalität des Lebensvollzuges. Die einmal selbstverständlichen Möglichkeiten, sich in der Arbeitsleistung oder im Lebensgenuss als wertvoll zu erleben, schränken sich zunehmend ein. Psychologisch gesprochen erfordern derartige lebensverändernde Prozesse Anpassungsleistungen vom Menschen mit dem Ziel, sich mit den Gegebenheiten der veränderten Lebens- und Persönlichkeitssituation zu arrangieren. Der Mensch verfügt in der Regel über die komplexe Anpassungsfähigkeit, sich und sein Leben zu formen, um sich erfolgreich auf Lebensveränderungen einzustellen und angemessenes Verhalten (Adaptivität) zu entwickeln. Dadurch gewinnt er den neuen Umständen angepasste Stabilität und die Fähigkeit, sie auch angesichts neuer Widrigkeiten zu erhalten. Gelingt es, das Verhalten und die persönlichen Haltungen auf das veränderte Leben einzustellen, hat sich der Einzelne erfolgreich an eine Veränderung angepasst und damit die Grundlage für sein Überleben in der Veränderung gesichert.

2.1 Lebendigkeit als Aktivität

Schwere Erkrankungen und Gebrechlichkeit erschweren die Anpassung; denn sie schränken den Zugriff auf die Ressourcen und Lebensfähigkeit ein. Für die Konfrontation mit der Unausweichlichkeit des Sterbens scheint das vitale Überlebensprogramm der Anpassung ungeeignet. Dessen Ziel ist es, das Überleben des Einzelnen sicherzustellen. Angesichts des persönlichen Todes ist jener damit konfrontiert, dass es kein Überleben gibt. Das Ende ist endgültig. Damit aber ahnt der Mensch, der im Sterben vor seinen Tod gerät, dass angesichts des Todes das Tun, die Aktivität nicht mehr viel bewirkt. Die vertrauten Bewältigungsroutinen des Tuns werden unterbrochen. Die höchstpersönliche Sterblichkeit legt das Leben und die lebende Person in ihrer radikalen Verletzlichkeit bloß. Denn Heilung scheint es für die Wunde nicht zu geben, die der persönliche Tod im eigenen Leben verursacht. Krisenpsychologisch gesehen löst die Unterbrechung der gewohnten aktiven Lebensform Hilflosigkeits- oder Ohnmachtsgefühle aus. Leben wird in der europäisch beeinflussten Kultur vorwiegend mit Aktivität in Zusammenhang gebracht. Der Sozialwissenschaftler U. Pfeifer-Schaupp beschreibt das so:

„Wir jagen äußeren Zielen nach und sind dabei sogar erfolgreich, verdienen viel Geld, erreichen unsere beruflichen Ziele, haben ein schönes Auto, ein luxuriöses Haus." (Pfeifer-Schaupp, 2016, S. 9)

Die Diagnose einer schwer therapierbaren, lebensbedrohlichen Erkrankung unterbricht mit einem Mal die mit der aktiven Lebensweise verbundenen „Gewohnheits-Energien". Jene haben „mit unseren persönlichen Interessen, Vorlieben, Absichten, unserem Lebensstil und Illusionen usw. zu tun" (Regel, 2016, S. 229). Leben funktioniert in der Regel im Modus des „Autopiloten", der eine „wichtige und adaptive Fertigkeit" (Crane, 2011, S. 41) darstellt. Der Begriff aus der Achtsamkeitspsychologie fasst alle Leistungen des „intuitiven Verhaltenssystems" (Kuhl, 2010, S. 82ff.) zusammen. Jenes beruht auf der Fähigkeit zur „Parallelverarbeitung" (Kuhl, 2010, S. 85). Die Parallelverarbeitung befähigt den Einzelnen dazu, bestimmte Tätigkeiten ohne bewusste Aufmerksamkeit auf das Handeln auszuführen. Auch im Denken funktionieren solche intuitiven Routinen. Trainierte gedankliche Muster werden angesichts spezifischer Umwelt- oder Stimmungsreize einfach angeschaltet. Das können Verhaltensmaximen sein (z.B. „Indianer kennen keinen Schmerz." oder „Lass' dich nicht hängen."), aber auch der Zugriff auf Wertvorstellungen, die der Einzelne verinnerlicht hat.

Der Mensch denkt und handelt dann in einer für ihn nicht mehr bewussten Weise kognitiv – und er bewertet das Ergebnis als Erfolg oder Misserfolg (Riedel, 2015, S. 33ff.).

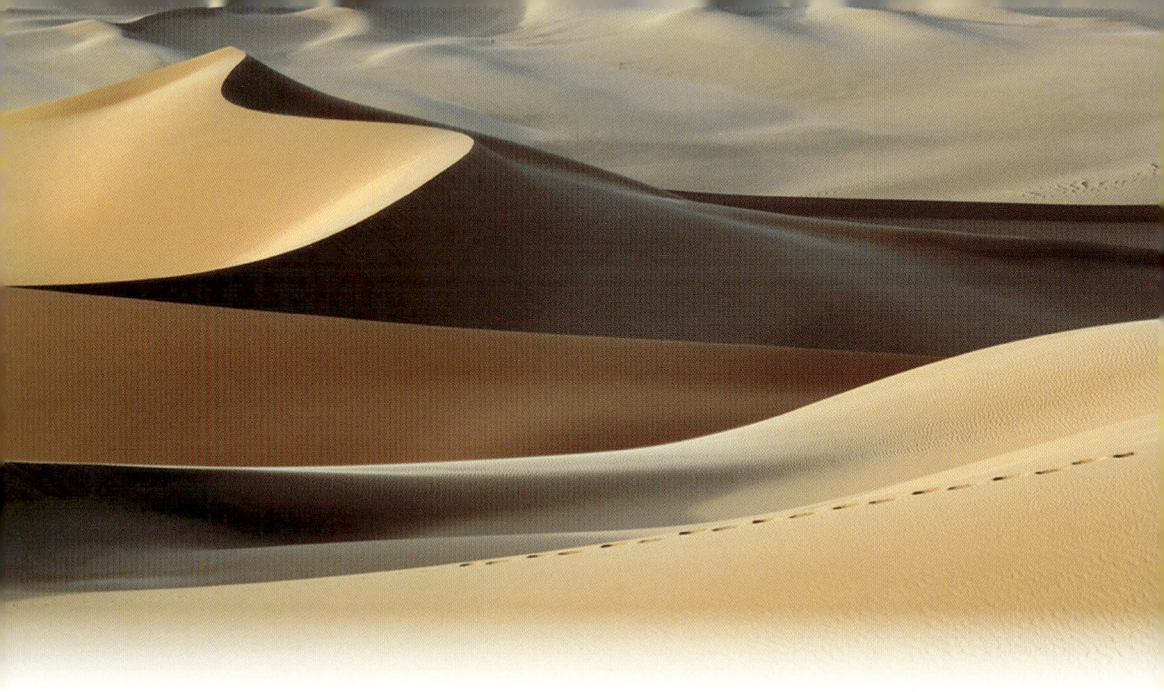

Mit der Wahrnehmung des nahenden Todes wird die Alltagsroutine unterbrochen. Das vertraute Lebensmittel Aktivität und Handlungsfähigkeit funktioniert zwar noch eine Weile. Es werden unterschiedliche Ärzte konsultiert, die Möglichkeit alternativer Therapien ausgelotet, an der persönlichen Chance zur Heilung oder zumindest Besserung festgehalten. Der Weg durch Kliniken, Rehabilitationseinrichtungen und Pflegeinstitutionen beginnt. Zu irgendeinem Zeitpunkt aber wird deutlich:

Das Sterben hat begonnen. Der Tod ist unausweichlich geworden. Alles Tun bringt nicht weiter.

Hier legt sich ein sinnvoller – und notwendiger – Übergang zum Seinsmodus der Person (Kabat-Zinn, 2013a, S. 30f.) nahe, der meist noch nicht ausreichend erlernt oder durch Erfahrung trainiert ist. Es geht jetzt um das, wer der Einzelne ist (Sein), und das, wer er im Sterben noch werden kann (Sollen) (Riedel, 2015, S. 53). Die Unterbrechung des Gewohnten wird zur Anpassung an das ungewohnt Neue. Das führt nicht selten in eine Krise.

Der Mensch fühlt sich aufgefordert, seine vertraute Einstellung zum Leben zu hinterfragen, den Veränderungen Rechnung zu tragen, eine tragfähige Einstellung zu einem Leben zu entwickeln, das ihm als Sterben begegnet. Situationen, in denen Gewohntes verabschiedet und Neues akzeptiert wird, fordern zur Entscheidung: Wenn ich die Lebenswelt kaum mehr beeinflussen oder ändern kann, dann werde ich meine Einstellung dazu ändern müssen. Dieser unausweichliche Änderungsdruck wird als Stress empfunden.

Krisen sind von Stresssymptomen begleitet. Wenn Krisen zum Problem werden, dann liegt das weniger am Thema der Krise. Es ist die Stresserfahrung, die als unangenehm oder bedrohlich erlebt wird und die vermeidende Verhaltensweisen auslöst. Wer ist schon gerne unruhig und getrieben, schwitzt, wenn er auf die Krisenthematik angesprochen wird, schläft schlecht, kann kaum mehr mit Genuss essen? Der Betroffene beginnt das Thema Endlichkeit und Sterben zu meiden, weicht aus, lenkt (sich) davon ab, nicht allein weil das Thema so bedrohlich wirkt. Vor allem entzieht er sich, weil er den begleitenden Symptomen auf körperlicher und psychischer Ebene entgegen will. Das macht die Kommunikation mit dem Leidenden schwierig. Durch das Vermeiden der Symptome wächst zudem die inhaltliche Angst vor dem Sterben. Der ausweichende Rückzug führt zu Depressivität oder latenter Aggressivität. Das setzt den Menschen in der Situation gefangen, so dass sich ihm innere Auswege, die psychische Dissoziation in lebensferne Welten nahelegen.

Ein weiblicher Gast im Hospiz (60 Jahre alt) vermeidet die Themen Sterben und Tod. Der Ehepartner war angehalten, mir die restriktive Sprachregelung vor dem ersten Kontakt mitzuteilen. Vorsichtig nähere ich mich dennoch diesen Themen. Die Dame lebt im Hospiz und es geht ihr sichtlich schlecht. Sie klagt: „Ein ganzes Leben lang habe ich gearbeitet. In den Jahren nach den Kindern sogar wieder in Vollzeit. Für den Ruhestand sollte so viel Geld da sein, dass mein Mann und ich es uns richtig schön machen können. Und jetzt kommt so was." Sie weint. Was „so was" denn heiße, frage ich nach. „Na ja, dass ich jetzt im Hospiz bin." Was sagt

Ihnen das, hier im Hospiz zu sein? „Dass ich wertlos bin. Einfach nichts mehr tauge. Dass aus mir nichts mehr wird." Ich schlage der Dame eine kleine Übung vor: Wenn ich ein Zauberer wäre und Ihnen drei Wünsche freigeben könnte, was würden Sie sich wünschen? (Einladung zum Perspektivenwechseln) Sie überlegt: „Dass ich aufstehen kann und was tun. Dass ich oft nach Italien fahren kann. Dass ich was wert bin." Was wert sein, heißt also, greife ich die Wünsche auf, tätig sein können, sich frei bewegen können? „Und nicht hier rumliegen", klagt sie unter Tränen, „und für gar nichts mehr taugen. Ich halt' das nicht aus."

Die Krise des Gastes bestand zunächst in der Wahrnehmung: Ich kann nichts mehr tun. Arbeiten, Handeln, Aktivität – darin bestand das gewohnte Leben. Das veränderte Leben mit der „Krankheit zum Tode" förderte das, worin nach S. Kierkegaard (1813–1855) diese Krankheit besteht, die Verzweiflung (Kierkegaard, 1986, S. 13). Scharfsinnig erkennt der Philosoph, dass die Verzweiflung des Kranken eine Verzweiflung „über etwas" und zugleich eine Verzweiflung „über sich selbst" ist (Kierkegaard, 1986, S. 19). Gerade darin drückt sich die Krise aus. Der Gast verzweifelte nicht allein über der eingeschränkten Fähigkeit zur Aktivität. Die Wahrnehmung des Handlungsverlustes ließ die Dame an sich selbst, an ihrem Wert zweifeln. Ihr Wunsch an den imaginären Zauberer war folgerichtig: sich aktiv erleben und darin wertvoll.

Jetzt wird deutlich, dass sog. Sterbekrisen Lebenskrisen sind. Denn der Betroffene fühlt sich in seiner Lebensfähigkeit eingeschränkt und ihm fehlen die Mittel, sich an diese Einschränkung anzupassen. Gerade die Anpassungsfähigkeit und die Anpassungsbereitschaft sind aktive Lebensmöglichkeiten, nur eben nicht im Modus des Tuns, sondern in jener anderen Lebensform, dem Modus des Seins, die sich psychotherapeutisch als Arbeit an den Einstellungen und inneren Haltungen darstellt.

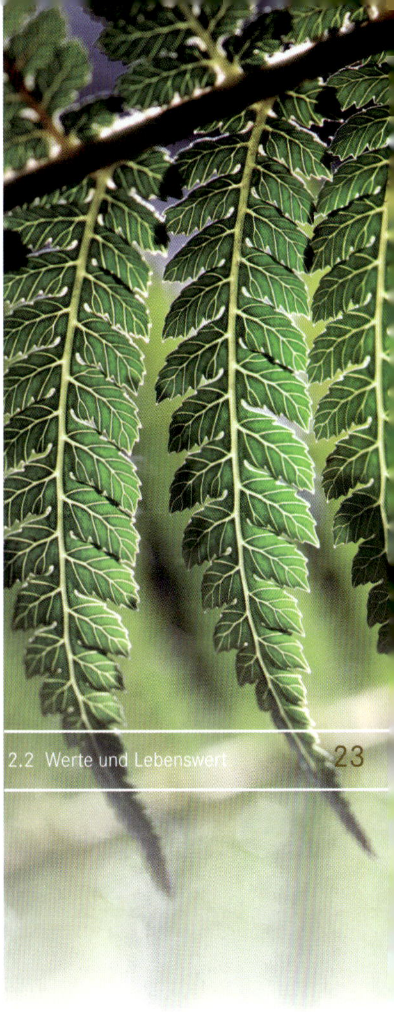

2.2 Werte und Lebenswert

Um besser zu verstehen, worin die Aktivität in der Einstellungsarbeit im Unterschied zum Handeln und Tun besteht, werfen wir einen Blick auf die Psychologie der Werte, wie sie vor allem V. Frankl (1905–1997) in der Logotherapie, der sinnorientierten Form der Psychotherapie, entwickelte. Für Frankl sind die Werte Beweggründe für das Leben. Leben ist mit Werten so verbunden, dass einzelne Werte einen Menschen ansprechen (appellativ) und ihn stark anziehen (attraktiv), sich über seinen Charakter hinaus auf Anderes, Neues, Sinnvolles hin zu bewegen (motivierend). Werte regen zur Entwicklung der Persönlichkeit an. Die Logotherapie spricht von der Grundspannung, in der sich jeder Mensch vorfindet und die ihn am Leben hält (Riedel, Deckart & Noyon, 2008, S. 79ff.). Sie besteht darin, dass der Einzelne Lebensereignisse in eine Beziehung zu seinem Wertesystem und den Werten in der Gesellschaft setzt. Dieser lebensgeschichtliche Prozess führt zur Ausbildung von Selbstkongruenz und Authentizität. Damit ist die Fähigkeit gemeint, Absichten und Ziele zu bilden, die als eigene und persönliche, also selbst gewollte Ziele und Absichten identifiziert werden. Sie entsprechen den individuellen Werten und sind meist mit den gesellschaftlichen und kulturellen Werten der Lebenswelt abgeglichen (Kuhl & Strehlau, 2014, S. 1). Dadurch gelingt dem Menschen die Selbstregulation, d.h. die Abstimmung seiner Bedürfnisse, Ziele und Absichten im Blick auf das, was wertvoll ist und gerade sinnvollerweise gelebt werden soll. Anders gesagt:

Werte verdeutlichen, was von einem Menschen in einer Lage gelebt werden soll. Insofern aktivieren Werte Gefühle. „Wo ein Gefühl ist, ist ein Wert im Spiel.“ (Längle & Bürgi, 2014, S. 160)

Der Wert kann anziehend wirken, so dass die affektiven Energien eines Menschen angeregt werden. Fehlen Werte oder sind Menschen mit Unwertem konfrontiert, werden die affektiven Energien gehemmt. Menschen empfinden sich dann als wenig motiviert, gewissermaßen vom Leben vergessen. „Wertleeres Leben erzeugt Sinnkrisen“ (Böschemeyer, 2003, S. 25). Werte sind also lebensnotwendig.

V. Frankl, der die Bedeutung der Werte für die Lebensführung in die Psychotherapie einführte (Frankl, 1994, S. 58ff.), unterscheidet drei Wertbereiche, die in einem Dreieck dargestellt werden können (Abb 2.1: Wertedreieck nach V. Frankl).

Wertedreieck nach V. Frankl

Einstellungswerte

- Dankbarkeit für das Selbstverständliche
- Solidarität aus der Überflusshaltung
- Würdevolle Haltung gegenüber dem Leid und der persönlichen Endlichkeit

Einstellungswerte fördern die **Selbstgestaltung** angesichts vom Einzelnen nicht zu verantwortenden Lebenslagen.

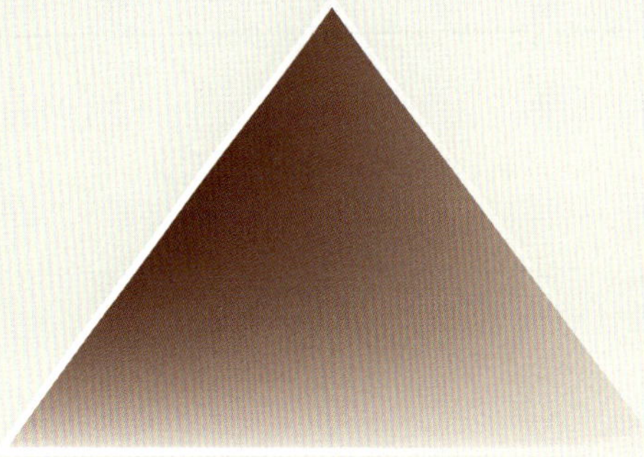

Leistungswerte

- produktives Arbeiten
- kreatives Handeln
- Erfolg als Feedback

Leistungswerte ermöglichen die **aktive Lebensgestaltung.**

Erlebniswerte

- Genuss
- Bindung und Liebe
- Kontemplation

Erlebniswerte ermöglichen die **konstruktive Selbstbegegnung.**

Leistung und Genuss sind dem Menschen natürlich zugängliche Verhaltens- und Erlebensweisen. Bereits der neugeborene Mensch strengt sich an, um zu überleben. Dem Säugling macht die Nahrungsaufnahme einige Mühe. Er leistet das Trinken für das Überleben. Anschließend entspannt sich der junge Mensch beim Schlaf in der Geborgenheit der Eltern. Leistungs- und Erlebniswerte begründen die Wertebasis des Menschen. Der Arbeit und dem Genuss gewinnen Menschen intuitiv Wertvolles ab. So verschieben Menschen zuweilen den Werteschwerpunkt auf die Leistung, um sich später dem entspannenden Erleben hingeben zu können. Im Urlaub treten die Arbeitswerte in den Hintergrund und der Einzelne öffnet sich dem breiten Werterleben von Bindung, von Kultur, von Entspannung. Dabei gehen die Leistungswerte nicht verloren; sie treten in den Hintergrund wie umgekehrt in dichten Arbeitsphasen die Erlebniswerte nachgeordnet werden. Psychohygienisch sinnvoll ist es, dass der Mensch im Wertezusammenhang von Leistungs- und Erlebniswerten bleibt (Basis des Wertedreiecks). Dafür trägt jeder einzelne die Verantwortung.

Es gibt Lebenslagen, in denen werden Menschen sich des Unverfügbaren im Leben bewusst. Das können Glücksmomente sein, in denen einem klar wird, dass nicht alles im Leben von der persönlichen Arbeits- und Leistungsfähigkeit oder von der Fähigkeit zu Genuss und Hingabe, zu Entspannung und Bindung abhängt.

Manches fügt sich einfach und wird einem – von wem auch immer – im Leben gewährt. Nicht alles ist lenk- und steuerbar. Menschen sprechen dann vom Schicksal, das es mit einem gut meint (Vogel, 2014, S. 1ff.).

Gemeint sind damit die Gegebenheiten im Leben, für die jemand nur bedingt oder gar nicht verantwortlich zeichnet, weil sie sich seiner Freiheit entziehen. Sie sind von ihm nicht entschieden worden. Das können Begegnungen sein oder Ereignisse, durch die Menschen ihr Leben verändern. Zu ihnen kann jeder produktive, kreative, gestaltende Einstellungen entwickeln wie Dankbarkeit für das unverdient Gewährte im Leben oder die Großherzigkeit, die Glück mit anderen teilt.

Zu den Gegebenheiten des Lebens gehört auch die Erfahrung des Leides. Damit ist das Leid gemeint, das den Menschen einfach trifft. Das können Verlusterlebnisse sein, wie sie eine schwere Erkrankung nach sich zieht. Das kann der Tod eines nahestehenden Menschen sein. Aber auch der Verlust der Lebensgrundlagen. Der Mensch wird durch ein Schicksal gestellt, das er nicht zu verantworten hat. Auch in einer solchen Lebenslage jedoch kann der Mensch sich auf verschiedene Weise einstellen. Seine Möglichkeiten reichen von der Verzweiflung bis zum Aushalten, um die persönliche Würde auch angesichts solchen Leides zu bewahren. Dafür bedarf der Leidende des Zugangs zu Werten, die ihm den Glauben an die Sinnhaftigkeit auch des leidvollen Lebens „bis zu seinem letzten Augenblick, bis zu seinem letzten Atemzug" (Frankl, 1994, S. 63) erhalten. Gerade wenn der Einfluss auf die äußeren Umstände sehr klein wird, wie im letzten Leben etwa, und an der Lage wenig oder nichts mehr geändert werden kann, bleibt dem Einzelnen eine Möglichkeit, „daß der Mensch – sobald dies notwendig wird – sich selbst ändert." Frankl drückt dies so aus:

„Tatsächlich ist dem Menschen gerade dort, wo er eine Situation nicht ändern kann, abverlangt, zu reifen, zu wachsen, über sich selbst hinauszuwachsen." (Frankl, 1994, S. 66)

Er sieht sich dann Werten gegenüber, die ihn zur Selbstgestaltung auffordern, den Einstellungswerten. Einstellungswerte kann jeder Mensch verwirklichen – gleichgültig in welcher Lage er sich befindet. Insofern bilden sie die Spitze des Wertedreiecks.

Werte sind in psychologischer Sicht mit der Würde des Menschen verbunden. Der Einzelne entscheidet angesichts der Möglichkeit, das Leben aktiv zu gestalten, anderen und sich selbst im Erleben konstruktiv zu begegnen und sich selbst angesichts unausweichlicher Gegebenheiten des Lebens zu gestalten, ständig über den Wert seines persönlichen Lebens. Darin drückt sich seine Würde aus. Wem sein Leben etwas wert ist, der ist sich selbst etwas wert. Der Philosoph P. Bieri beschreibt das so:

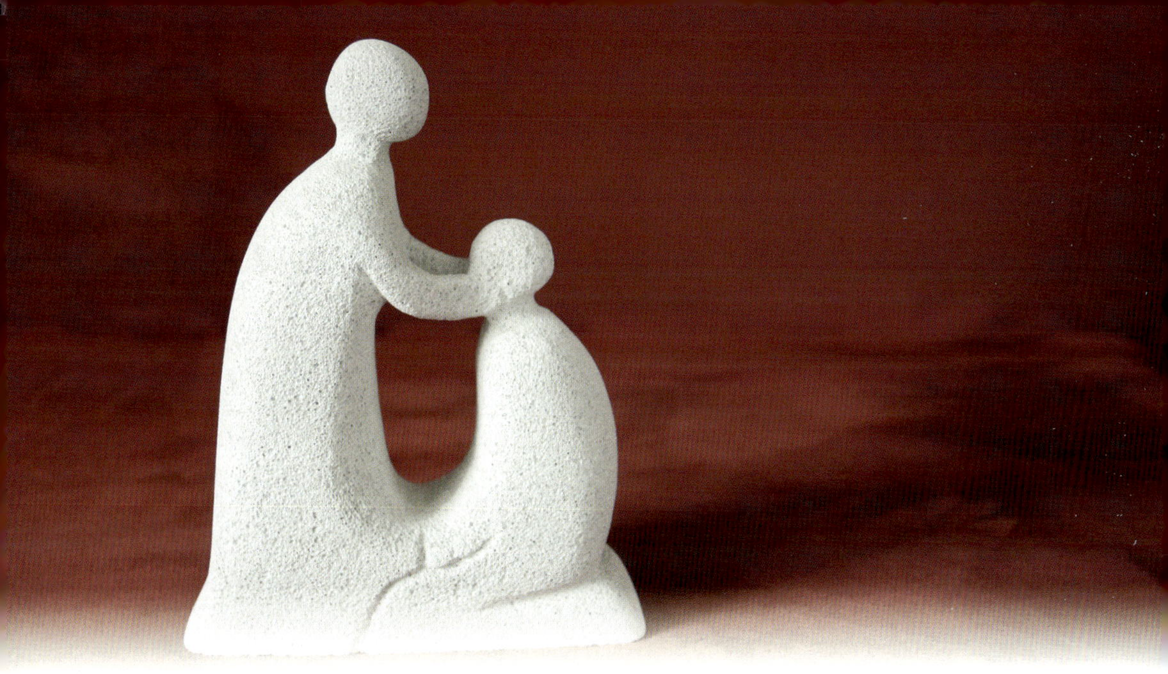

„Würde kann man als das Recht verstehen, nicht gedemütigt zu werden." (Bieri, 2013, S. 172)

Wer auch als beschämter und durch das Leid gestellter Mensch seine Würde bewahrt, der gewinnt für sein Leben einen unveräußerlichen Wert.

Aus diesem Grund erscheint es wichtig, den Werten im Leben eines Sterbenden nachzugehen. Sie stellen eine wichtige Ressource für die Bewältigung von Krisen dar. Wer auf dem Weg durch eine bedrohliche Lage zum Blick auf seine Werte findet, der kommt mit der Person in Berührung, die er ist und immer bleibt.

„Werte sind dynamische Größen. Wie Brenngläser bündeln sie die Lebenskraft der Person." (Längle & Bürgi, 2014, S. 161)

Werte bringen den Menschen mit seinem Sein in eine spürbare Berührung. Insofern ist die Förderung der Beziehung von Sterbenden mit den Werten des Lebens die wichtige Ergänzung zur Lebensaktivität.

Ein Hospizgast formulierte das so:

„Es tut mir gut, mit Ihnen zu sprechen. Unsere Gedanken sagen mir, wie wunderbar es ist, dass ich auch heute, nach einer ganzen Woche, immer noch lebe. Seien Sie mir nicht böse: Das sind nur Gedanken. Wenn die Schwester mich wäscht und mich mit ihren weichen Händen cremt, dann berührt es mich jeden Tag. Und ich fühle, dass ich lebe."

(Brandl, Eder & Riedel, 2014, S. 30)

2.3 Existenzielle Krisen als Sinnkrisen

Für Menschen im letzten Leben drängen sich angesichts der Konfrontation mit der Endlichkeit zwei wichtige Fragen auf:

- Wie kann der Betroffene sein Menschsein auch angesichts des Sterbens würdig bewahren?
- Wie menschlich kann der Betroffene in seiner Einstellung zum letzten Leben sein?

Die beiden Fragen verweisen darauf, dass Sterben den Menschen insgesamt, aber auch in einzelnen Augenblicken an den Rand seiner Verhaltens- und Einstellungsmöglichkeiten bringt. Krisen gehören also genauso zum letzten Leben, wie sie zum Leben davor gehörten. Sie gewinnen allerdings angesichts der Tatsache, dass das Ende des persönlichen Lebens bevorsteht, dass der Weg dorthin oft durch Krankheit, Schmerzen, Erschöpfung und Hilfsbedürftigkeit begleitet ist, eine besondere existenzielle Qualität. Das Ende der Krise erscheint nicht so sehr wie das „Licht am Ende des Tunnels", also als Bewältigung der Krise. Der Krisenausgang wird demgegenüber als nächster Schritt auf den Tod zu erlebt. Das nagt am Vertrauen in die Tragfähigkeit der Werte des Lebens.

Ein Betroffener (um die 80 Jahre alt) schilderte das aus seiner Sicht:

Ich bin ein lebensfroher Mensch gewesen. in der langen Krankheit bin ich anders geworden. Ich habe meine Freude am Leben verloren. Auch wenn ich froh bin, dass ich die Schmerzen wieder überstanden habe, frage ich mich: Was soll's? Ich sehe den Tod immer näher kommen. Ja, hier kann ich über alles reden. Doch davon wird's nicht besser. Der Tod kommt. Was für einen Sinn hat das denn, wieder aufzuwachen, zu essen, zu schlafen. Schmerzen auszuhalten. Ich weiß, das bringt mich dem Tod näher. Das ist das Einzige.

Der Psychotherapeut fragt: Und die Besuche Ihrer Tochter, Ihrer Enkel? Da erlebe ich Sie wieder ganz dem Leben zugewandt. Mitten drin im Lebensgeschehen. Wie empfinden Sie diese Stunden?

Da haben Sie schon Recht. Ich mag diese Besuche. Vor allem das Leben, das die Kinder in das Zimmer bringen. Da ist dann endlich was los. Anstrengen tut mich das aber auch. Aber das nehme ich gerne in Kauf. Das ist ja so schön, wenn sie da sind.

Sie sprechen, wenn ich Sie richtig verstanden habe, von verschiedenen Anstrengungen?

Wieso? – Stimmt. Die Kinder fordern mich schon. Nachher tut oft alles weh. Das ist aber anders als der Krebsschmerz. Der schafft mich. Den mag ich nicht.

Könnte es sein, dass Sie die eine Anstrengung, die mit den Kindern, für wertvoll halten? Es sind ja Ihre Enkel. Und die andere, die Schmerzanstrengung ...

... die ist doch sinnlos. Die sagt mir doch: Bald bist du tot.

Was sagt Ihnen die Zeit mit den Kindern?

Du bist als Opa einfach was wert. Die mögen dich. Die hängen an dir. Du darfst eigentlich noch gar nicht sterben.

Verstehe ich Sie richtig? Sie halten die ungemochten Schmerzen, das Leben mit der Krebserkrankung auch deswegen aus, weil Sie noch eine Weile mit Ihren Enkel leben wollen?

So kann man das sehen. Ja, das ist wohl so. Anders geht's nicht. Aber so geht's: aushalten für die Zeit mit den Kindern (lächelt ein wenig).

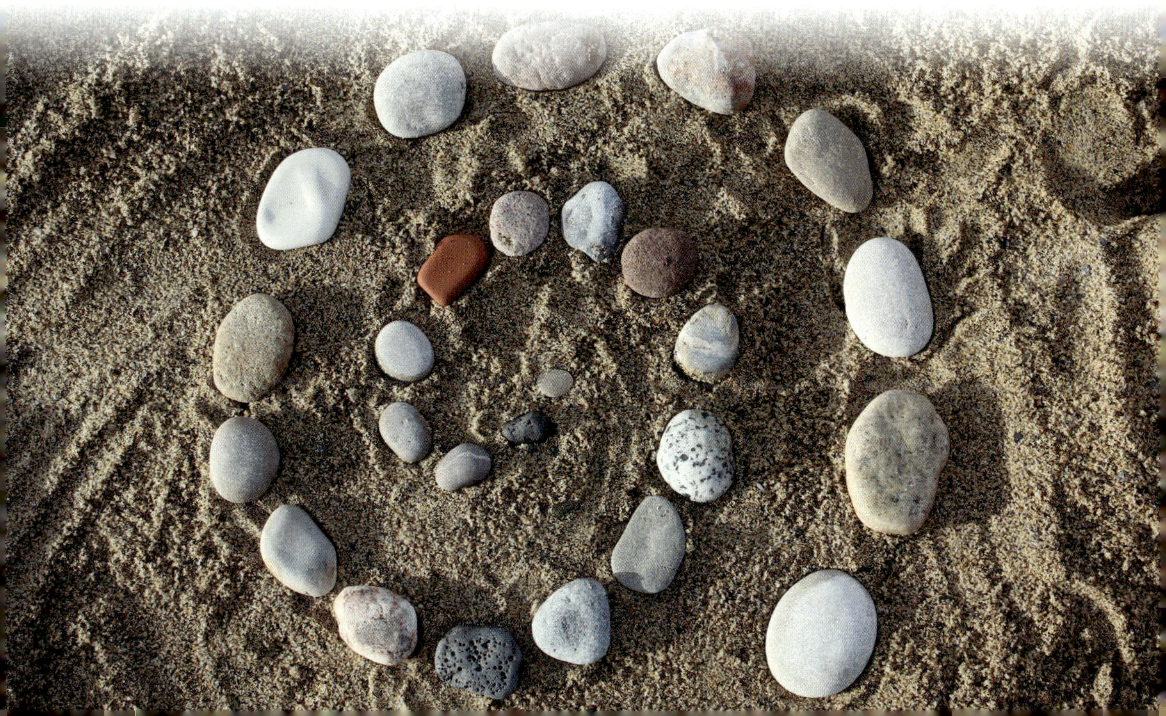

Der Gesprächsausschnitt nimmt die beiden Fragestellungen nach der Würde angesichts des Leides und der Menschlichkeit der persönlichen Einstellung auf: Der Sterbende ringt um seine Würde, die er durch den Tod infrage gestellt erlebt. Er spürt seine Menschlichkeit in dem, was er mit den Enkeln erleben kann.

- Der Betroffene spürt, wie sehr ihn das Leid seiner Lage anstrengt und erschöpft. Das Bestehen der Schmerzen ist das Symbol dafür geworden. Daran ist nichts zu verkleinern. Das Gespräch richtet sich auf den krisenfördernden und gleichzeitig modifizierbaren Aspekt der Lage: das Leiden des Gesprächspartners. Es besteht ja darin, dass er jede bestandene Schmerzattacke unter der Annahme sieht: Das ist nur ein weiterer Schritt auf den Tod zu. Daraus leitet er die kräftezehrenden Zweifel am Sinn solchen Lebens ab. Zudem vergleicht er den gesunden Zustand früher mit dem Zustand jetzt. Das unterstützt die Wahrnehmung des Verlustes der einstigen Lebensfreude.
- Gleichzeitig erlebt er genau diese Lebensfreude in der Begegnung mit den Kindern. Hier wird die krisenbegünstigende Tendenz von generalisierenden Annahmen über die Lebenserfahrung deutlich. Der Sterbende kann die Freude mit den Enkeln nicht als solche wahrnehmen, weil er ja am Leben leidet.

Krisenerleichternd wirkt das Stiften eines veränderten Zusammenhanges, um die Lage zu sehen. Psychotherapeutisch wird diese Strategie als „Reframing“ bezeichnet, in der belastende Einzelheiten einer Lage in einen sinnvollen Zusammenhang gebracht werden. Der neue Zusammenhang entsteht für den Betroffenen durch die Unterscheidung (a) zwischen einer Anstrengung, die durch den Wert der Begegnung mit den Enkeln basiert ist, und (b) der als wertleer gesehenen Anstrengung des Tumorleidens. Jetzt ist es für den Sterbenden noch ein Schritt, (c) eine konstruktive Verbindung zwischen der wertvollen und der wertleeren Anstrengung herzustellen. Er bezieht beide aufeinander und stellt fest, dass die Möglichkeit, den Enkeln zu begegnen, ein werthaltiges Motiv sein kann, das Leiden auszuhalten. Er erschließt damit eine Ressource, die er nun in seine Schmerzzeiten einbringen kann.

E. Lukas, die Wiener Logotherapeutin, resümiert zum Krisenbegriff, dass in der Krise „eine Chance für das spezifische Menschseinkönnen“ (Lukas, 1989, S. 50) entsteht. V. Frankl bezeichnet Krisen als „Ausdruck geistiger Mündigkeit“ (1996, S. 55). Im Mandarin hat das Schriftzeichen für Krise zwei „Silben“: eine steht für Gefahr und die andere für Chance. Krisen haben also nicht etwas grundsätzlich Bedrohliches an sich. Bewerten Menschen das Belastende an einer Krise als Bedrohung, dann wird die Aufmerksamkeit zu sehr auf die negativen Aspekte von Krisen gelenkt. Insofern bietet sich das Bild „Fieber der Seele“ (U. Böschemeyer) für die Krise geradezu an:

„Fast jede Krise ist das Fieber der Seele, die ihren Sinn nicht mehr hinreichend kennt und daher auf neues, sinnvolles Leben drängt. Fast jede Krise ist Ausdruck ungelebten Lebens, das darauf wartet gelebt zu werden. Vor allem aber: Fast jede Krise ist eine Herausforderung zur Veränderung des Lebens.“ (Böschemeyer, 2003, S. 251)

Diese Krisenbeschreibung lässt sich in folgenden vier Gedankengängen entfalten:

1 Krise ist das Fieber der Seele

Fieber fühlt sich unangenehm an. Es setzt einem, wenn es steigt, richtig zu. Wer Fieber hatte, fühlt sich danach erschöpft und ruhebedürftig. Das Fieber drückt die Aktivität des Immunsystems aus, das den Menschen vor bedrohlichen Erregern schützt.

Übertragen auf die Krise heißt das, dass in Krisen unser psychisches Schutz- und Abwehrsystem aktiviert wird. Dazu bedarf es eines kurzen Blickes auf die neuropsychologische Forschung. Der Mensch verfügt – stark vereinfacht gesehen – über drei Systeme zur Regelung von affektiven Zuständen (Gilbert, 2013, S. 56ff.).

- **Das Bedrohungs- und Schutzsystem**
  In ihm werden bedrohliche Situationen registriert und eine rasche Reaktion darauf organisiert. Die wichtigsten Hirnareale finden sich allesamt im linken Mittelhirn (Mesenzephalon). Dazu gehört der Thalamus, der über die Weiterleitung der eintreffenden Informationen an die entsprechenden Bearbeitungssysteme entscheidet. Die Mandelkernregion (Amygdala) ist unser Stressverarbeitungszentrum. Sie steuert die erforderlichen Reaktionsbahnen für das Schutzverhalten in einer bedrohlichen Lage. Im Hippocampus (Seepferdchenareal), der nahe bei der Amygdala liegt, werden die Kennzeichen für die bedrohliche Lage gesammelt und in das Langzeitgedächtnis der Großhirnrinde (Neokortex) eingelesen, vor allem wenn bestimmte Gefahreninformationen häufiger auftreten oder wenn sie sehr intensiv sind (Hantke & Görges, 2012, S. 32ff.).

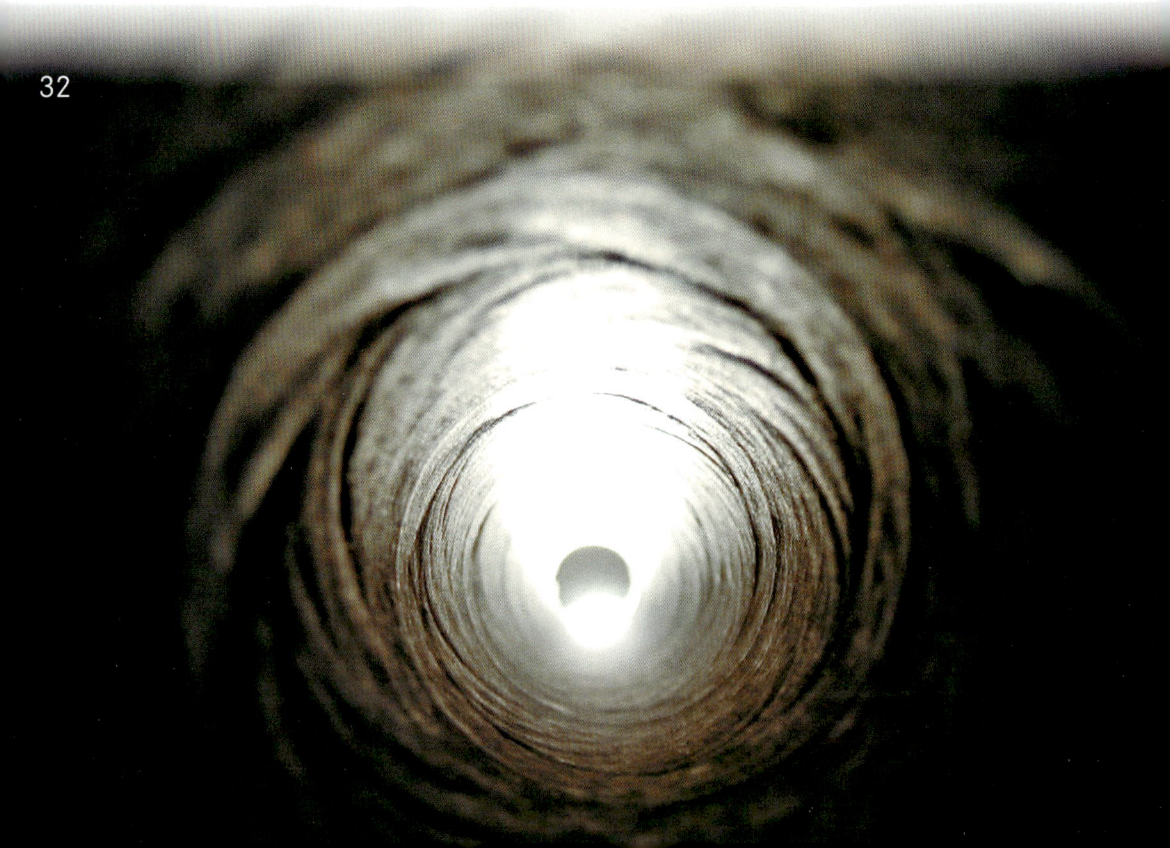

- **Das Antriebs- und Ressourcensystem**
  Menschen überleben durch das Management von bedrohlichen und gefährlichen Situationen. Sie leben durch die Zufriedenstellung von Bedürfnissen. Sie können elementar sein, wie Trinken, Schlafen, Essen und Sexualität. Sie können kognitiver Art sein wie Kommunikation, Lernen, Selbstkontrolle. Elementare Bedürfnisse werden im Antriebssystem bearbeitet. Es kann zwischen angenehmen und erfolgversprechenden und unangenehmen, vermeidendes Verhalten hervorrufenden Informationen unterscheiden. Für Situationen, die Lust und Erfolg versprechen, stellt das Antriebssystem affektive Energie bereit. Ziel des aktiven Verhaltens ist es, Ressourcen zum Überleben aufzubauen (Gilbert, 2013, S. 60f.). Antrieb und Ressourcenerwerb werden in Bereichen des rechten Mittelhirns gesteuert. Eine wichtige Struktur dabei ist der Hypothalamus, der Entspannung und Anspannung moderiert und damit die Weichen für körperliches und seelisches Gleichgewicht stellt. (Graham, 2014, S. 48; Hantke & Görges, 2012, S. 334f.)

Die beiden genannten Systeme, das sog. limbische System, gehören zum sog. „alten Hirn". Sie sind entwicklungsgeschichtlich früh entstanden und sichern das Überleben des Menschen. Sie sind eng mit dem Vagusnerv im Stammhirn verbunden, das sich in der embryonalen Entwicklung als ältestes Hirnareal formt (Hüther & Krens, 2008, S. 59ff.). Er wirkt wie eine Art Moderator, der für eine ruhige Grundspannung des Nervensystems sorgt. In Bedrohungs- oder lustvollen Anreizssituationen wird dessen Funktion außer Kraft gesetzt (Graham, 2014, S. 46f.). Stress (linksseitiges limbisches System) oder Motivation (rechtsseitiges limbisches System) dominieren jetzt das Verhalten des Menschen. Das ist der Fieberzustand, den Menschen in einer Krise wahrnehmen. Er hat zwei Seiten: Die eine dient der Gefahrenabwehr und zielt auf Vermeidung der bedrohlichen Lage. Sie drückt sich in psychischer Unruhe, die sich zur Panik steigern kann, oder Depressivität aus, die zur Lähmung jeglicher Lebensmotivation und Verzweiflung führen kann. Die andere Seite ist ein „kribbeliges" Gefühl, eine Unruhe, die sich anfühlt wie Lampenfieber vor dem Aufbruch zu Neuem. Beide Seiten des Krisenzustandes werden von den meisten Menschen auf Dauer als belastend empfunden. Die Beruhigung des Zustandes ist wichtig, um wieder „Herr im Lebens- und Persönlichkeitshaus“ zu werden.

- **Beruhigungs- und Selbstregulationssystem**
  Dieses System wird durch das Stirnhirn (präfrontaler Kortex) gebildet. Auch er ist lateralisiert, d.h. er gliedert sich in das linke und das rechte Stirnhirn. Linksseitig werden vorwiegend kognitive Prozesse bearbeitet, wie einen Zusammenhang zwischen Ursache und Wirkung herzustellen, Konsequenzen zu ziehen, eine stimmige, möglichst logische Ordnung der Gedanken herzustellen und sie zu versprachlichen. Kurz: Unser ordnendes, strukturierendes und somit auch planungsfähiges Denkhirn entfaltet sich im linken präfrontalen Kortex. Der rechte vordere Stirnlappen ist mit dem gesamten übrigen Hirn sehr dicht vernetzt. In ihm arbeitet ein über das gesamte Gedächtnissystem ausgebreitetes „Erfahrungsnetzwerk“ Informationen und Gedanken aus dem linken Stirnhirn sowie Affekte aus dem limbischen System mit vielfältigen Erinnerungen, Assoziationen zu komplexen Empfindungen, Bildern, Ideen oder auch zu ganz Neuem zusammen (Kuhl & Strehlau, 2014, S. 5ff.). Die Informationen, das affektive Erleben und Verhalten werden also im präfrontalen Kortex in einen umfassenden Zusammenhang eingeordnet. Sie werden, was existenziell ist, in eine Beziehung zur Persönlichkeit des Einzelnen gebracht.
  Damit erhält jeder die Chance, über die Verhaltensreaktionen nachzudenken, eine Einstellung zu den anregenden und bedrohlichen Lagen zu entwickeln, neue Verhaltensweisen zu erlernen und daraus eine persönliche Haltung zu entwickeln. Dies ist der Weg, über den der Einzelne sich angesichts aufregender und erregender Lebenslagen, schwieriger und belastender Verhaltensweisen selbst beruhigt, dadurch dass er lernt die limbische Erregung zu regulieren. Bewusst spricht die Persönlichkeitspsychologie von „Selbstregulation“, die eine „umsichtige Anpassung ... an die jeweiligen Situationsumstände“ ermöglicht (Kuhl, 2010, S. 405). Sie beruht auf dem äußerst flexiblen Erfahrungsnetz des rechten Stirnhirns, „das alle persönlich relevanten Erfahrungen auswertet und bei Ent-

> scheidungen simultan verfügbar macht“ (Kuhl, 2010, S. 413). Achtsamkeitspsychologische Untersuchungen verweisen außerdem darauf, dass „Prozesse der Einstimmung (wir stimmen uns auf die Gefühle anderer Menschen ein), der Empathie (wir können uns auf die Gefühle anderer einen Reim machen)“ (Graham, 2014, S. 50) Leistungen des rechtslateralen Stirnhirns sind. Mitgefühl und Einfühlungsvermögen, zwei Grundlagen für Interaktion und Bindung, hängen eng mit Selbstregulation zusammen.

Die Möglichkeit der Selbstregulation braucht im Unterschied zur raschen und energiereichen Reaktion des limbischen Systems Zeit. Selbstregulation hat mit Nach-Denken zu tun, also mit der Reflexion dessen, was gerade vor sich geht. Auch das erinnert an die Linderung von Fieber: kalte Wickel und Ruhe. Die Einordnung der Affekte in das umfassende Erfahrungs- und Erinnerungsnetz eines Menschen („Ach, mit ein bisschen Abstand sieht das viel einfacher aus“) dient der Abkühlung der Hitze der Gefühle. Wer sich dann in die Ruhe des Nachdenkens zurückzieht, der gibt den selbstregulierenden Kräften die Möglichkeit, resiliente Haltungen aufzubauen. Dadurch gewinnt der Einzelne Vertrauen in seine Kompetenz, emotional schwierige Zustände bewältigen zu können. Er wird seiner sicher (Gilbert, 2013, S. 62ff.). In der Sicherheit der Selbstberuhigung vermag der gerade noch angstvolle und stressgequälte Mensch der jeweiligen Lage eine Bedeutung abzuringen, den Sinn der Lage zu entdecken.

Für Sterbende bedeutet das, dem Menschlichen am letzten Leben nahe zu kommen und sich selbst angesichts des nahenden Todes menschlich zu verhalten: immer wieder um das Überleben zu kämpfen und sich selbst die Sinnerfahrung der Beruhigung zu gewähren.

Die folgende Grafik (Abb. 2.2) stellt die Systeme der Emotionsregulation im Überblick zusammen:

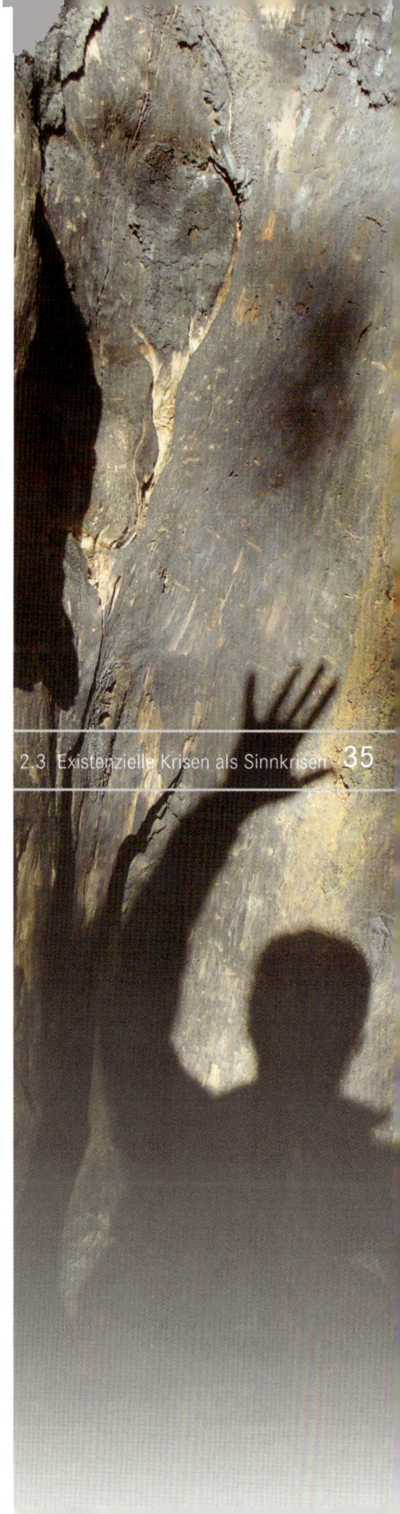

Systeme der Emotionsregulation

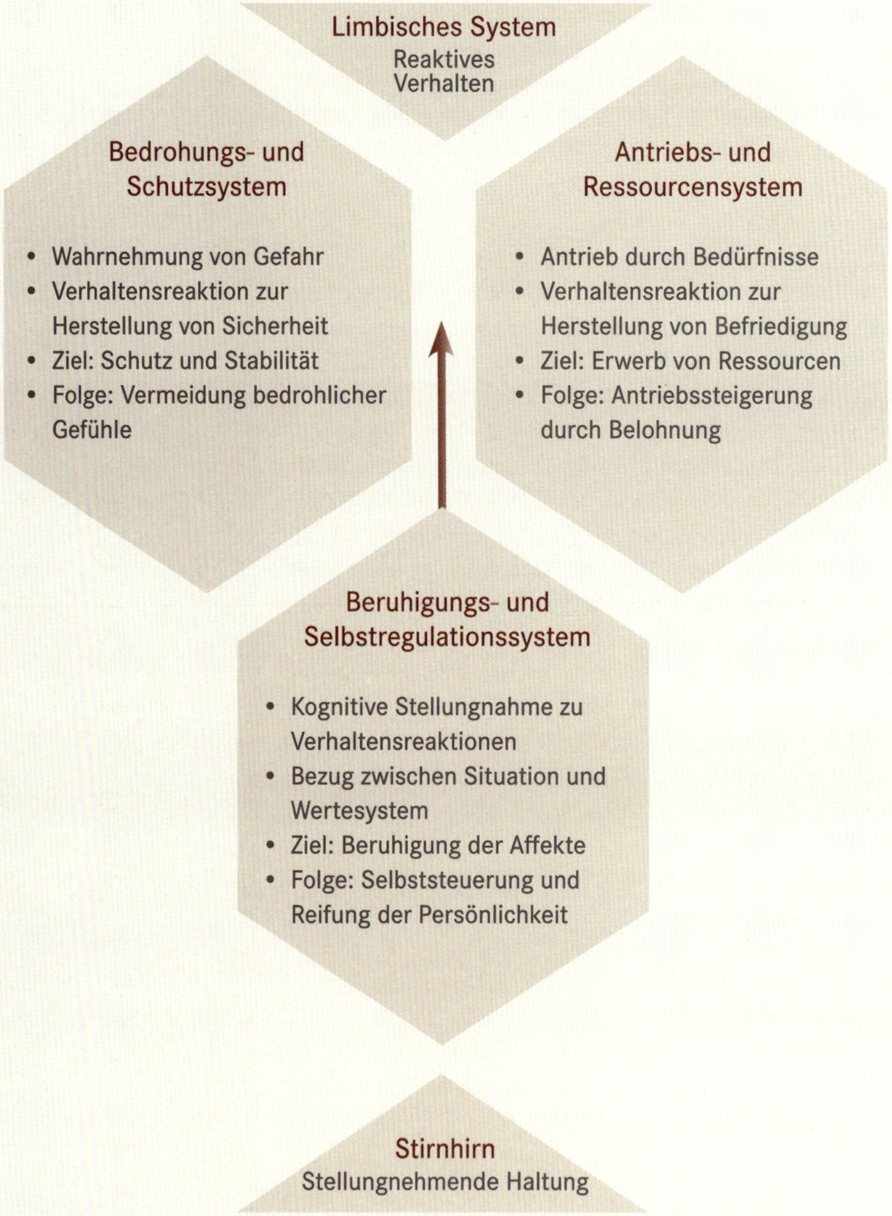

2 Eine Seele, die ihren Sinn nicht mehr hinreichend kennt

Das Fieber ist der Ausdruck der Seele für eine Lage, in der sie den Sinn nicht erkennen kann oder am Vorhandensein von Sinn zweifelt. Die Logotherapie V. Frankls sieht in der Blockade der Sinnwahrnehmungsfähigkeit und im Sinnverlust die hintergründige Ursache für psychische Krisen. Das wirft Fragen auf:

~ **Was bedeutet Sinn?**

Die Sinnfrage wird meist als eine der großen Fragen des Lebens gesehen, deren Antwort in der Einsicht in den Sinn des Lebens gesehen wird. Das ist ein nahezu unmögliches Unterfangen; denn bis zum letzten Atemzug bleibt der Einzelne ja frei genug, um die Gesamtbewertung seines Lebens zu ändern. Bis zum letzten Atemzug ist der Mensch aufgefordert, Verantwortung für sein Leben zu übernehmen. In diesem Spannungsfeld von Freiheit und Verantwortlichkeit bewegt sich das gesamte Leben. Für jede Lage, vor jeder Entscheidung klären wir zuweilen intuitiv, zuweilen sehr reflektiert ab, wo die Verantwortung liegt und wie viel Freiheit jeder in der Lage hat. Diese Abklärung hängt mit der Frage nach dem Sinn jeder Lage zusammen. Verantwortung setzt die Überschaubarkeit der Situation voraus. Freiheit setzt die Fähigkeit voraus, sich gegenüber den inneren und äußeren Gegebenheiten so zu verhalten, dass die persönliche Würde erhalten bleibt. Was diese Würde fördert, ohne anderen zu schaden, hat mit Sinn zu tun. A. Längle drückt dies so aus:

„Existenzieller Sinn ist wertvoller Umgang mit Werten."
(Längle, 2011, S. 34)

Es geht also, und das ist für das Verständnis von Sterbekrisen als Lebenskrisen bedeutsam, um den Sinn des jeweiligen Augenblicks, den einmaligen und einzigartigen Sinn, den ein Einzelner gerade in der gegenwärtigen Situation entdeckt. Sinn ist nicht vergleichbar. Was für den einen im Moment sinnvoll erscheint, kann dem anderen völlig sinnwidrig vorkommen. Sinn ist, was der jeweilige Mensch geistesgegenwärtig als das erkennt, was seinem Leben im Augenblick eine fördernde oder erhaltende Richtung gibt.

~ Wie kann Sinn wahrgenommen, entdeckt werden?

Menschen verfügen über ein Gespür für den Sinn, der sie gerade anspricht – oder der in einer Situation aufgefunden werden soll. Der intuitive Weg zum Sinn erschließt sich aus dem Gefühl dafür, was den Einzelnen gerade jetzt in seiner Würde fördert. Ein Sterbender, der in seiner Unruhe den Eindruck nicht mehr los wird, dass das Gespräch mit den Kindern über die Ordnung des Nachlasses, die Bestattung, das Missverständnis der letzten Jahre oder auch die persönliche Wahrnehmung des nahenden Todes unumgänglich wird, spürt: Das Reden darüber ist nicht nur notwendig, sondern auch sinnvoll. Danach wird Beruhigung einkehren, weil Klarheit herrscht. Sterbende erleben aber auch, dass ihre jetzige Lage sinnlos erscheint.

Pflegende und Sterbebegleiter hören auf die Frage, wie denn die Tage sind, immer wieder die Antwort: *Man sitzt, liegt halt da und wartet auf das Ende, den Tod.*

Es könnte nun weiter gefragt werden: Wie geht dann das Warten? Erzählen Sie davon, wie Sie so warten. Manche Gesprächspartner werden die Schultern hochziehen, den Kopf schütteln und schweigen. Andere werden über den Verlust des aktiven Lebens und die Sinnlosigkeit der jetzigen Lage klagen. Einzelnen begegnet man, die von den Gedanken, den Erinnerungen, von der Zeit zum Beten, von der Ruhe und Entlastung, die schon manchmal zu viel wird, aber letztlich doch ganz schön ist, erzählen. Das sind diejenigen, die das letzte Leben nicht sinnentleert sehen, sondern es gestalten, zum persönlichen Leben machen. Nie dürfen Helfer und Begleiter vergessen, gerade diesen Menschen zurückzumelden, wie bewundernswert deren Einstellung zum letzten Leben empfunden wird.

Den anderen Betroffenen gelingt die Sinnfindung nicht, weil sie die Suche nach Sinn aufgegeben haben. Motive dafür kann die Frustration darüber sein, dass das Grundbedürfnis nach einem einigermaßen selbstbestimmten, aktiven, genussvollen Leben nicht mehr stillbar erscheint. Es kann Resignation darüber sein, dass das Leben jemand immer wieder mit den Grenzen konfrontiert, wie immer sich der Betreffende auch anstrengt:

„Ich habe schon so viel versucht, Behandlungen, Kurse, alternative Heilverfahren. Nichts hat geholfen. Ich muss mich mit Gebrechlichkeit und Tod abfinden."

Manchmal hilft folgende Geschichte ein wenig:

Mitten in der Nacht kriecht ein Mensch um eine Straßenlaterne. Offensichtlich auf der Suche nach etwas. Ein Polizist kommt vorbei und fragt ihn: Suchen Sie etwas? Kann ich helfen? Der Mensch richtet sich auf und antwortet: Ja, ich suche meinen Hausschlüssel. Ich habe ihn wohl dort drüben verloren. Er deutet auf einen dunklen Hauseingang. Warum suchen Sie dann hier, fragt kopfschüttelnd der Polizist. Weil es da drüben so dunkel ist, antwortet der Suchende. Hier habe ich wenigstens das Licht der Laterne.

Das ist eine jedermann vertraute Lage. Im Grunde ist der Ort des Verlustes bekannt. Aber wir versuchen verzweifelt, den Verlust dort oder mit den Mitteln wettzumachen, die wir immer schon angewendet haben: in der Arztpraxis, im Krankenhaus, mit Kuren und Behandlungen. Unsere Verzweiflung rührt auch daher, dass uns klar wird: So ist mir nicht mehr zu helfen. Weil es aber auf die gewohnte Weise nicht geht, heißt das ja noch lange nicht, dass es keine Hilfe gibt.

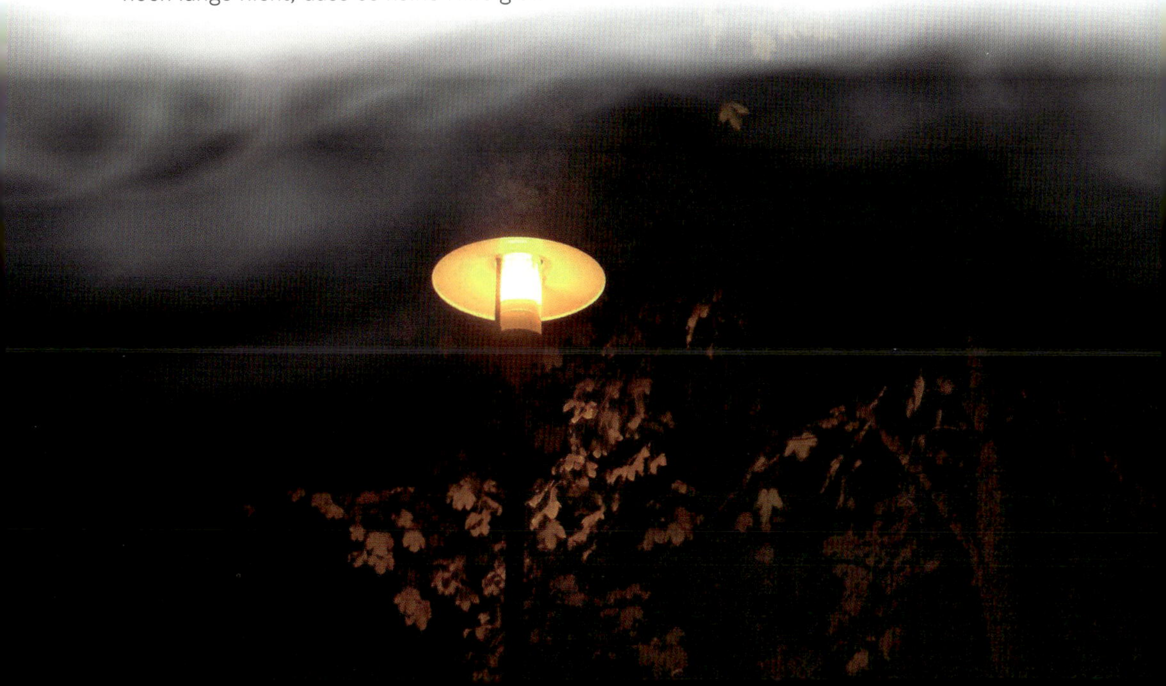

3 Fast jede Krise ist Ausdruck ungelebten Lebens, das darauf wartet, gelebt zu werden

Tatsächlich berichten Menschen im letzten Leben von der Enttäuschung (Frustration) und dem Ärger oder der Wut darüber, so viel Leben versäumt zu haben. In der Psychotherapie spielen ungelebtes Leben und die affektive Reaktion darauf eine bedeutsame Rolle. Zu klären ist dabei, wie das Versäumnis entstand. Es können objektive Lebensumstände gewesen sein, die viele Lebenschancen nicht zuließen. Die Notwendigkeiten legten damals die Entscheidung für die Pflicht, das Erforderliche, das Überleben nahe und grenzten die Wahlmöglichkeiten und den persönlichen Freiraum ein. War das so, dann besteht kein Anlass zu Selbstvorwürfen, Selbstkritik oder Beschämung. „Statt Unterstützung und Freundlichkeit für sich selbst zu empfinden, wenn etwas schiefgeht, empfindet man Ärger, Enttäuschung, Frustration oder sogar Verachtung. Es sind Gefühle, die wirklich bedrohen und die unser System, das die Bewältigung von Gefahr und den Selbstschutz regelt, aktiviert halten können.“ (Gilbert, 2011, S. 393) Beruhigen kann sich der Betroffene dadurch, dass er – am besten zusammen mit einem vertrauensvollen Menschen – klärt, wie groß der Freiraum damals für Entscheidungen zugunsten von Lebensmöglichkeiten realistisch war, die er gegenwärtig als ungelebt bedauert. Beruhigen kann er sich auch, wenn er angeregt wird, die Gegenwärtigkeit des Bedauerns ernst zu nehmen und sich zu fragen: Kann es sein, dass ich durch den grübelnden, enttäuschten, wütenden Blick auf das Ungelebte die Lebensmöglichkeiten im Hier und Jetzt meines letzten Lebens – erneut – versäume? Was möchte ich heute, morgen, in dieser Woche leben? Er kann aus den unangenehmen Gefühlen, die Erinnerung an versäumtes Leben auslöst, die Aufmerksamkeit für das Leben jetzt ableiten.

Ein Hospizgast drückte das so aus:

„Das Schönste im Leben ist: meine Kinder um mich haben, eine Stunde ohne Schmerzen, eine Schwester lächeln sehen, einschlafen können, weil ich müde bin.“ (Brandl, Eder & Riedel, 2014, S. 35)

Der Ärger über die Notwendigkeit, sich gegen ersehntes, erträumtes, erwünschtes Leben entschieden zu haben, kann so übergehen in eine sinnhafte Anerkennung der Lage: So war das eben damals. Ich hatte keine Wahl. Diese Anerkennung unterbricht die Selbstkritik und ermöglicht so, das jetzt Mögliche auch zu leben.

Die Überprüfung der Lebensversäumnisse kann auch ergeben, dass Lebensmöglichkeiten aufgrund persönlicher Fehlentscheidungen vergeben wurden. „Am schlimmsten ist das selbstverschuldete, versäumte Leben“, schreibt A. Längle (2014, S. 118). Diese Einsicht, für ungelebtes Leben selbst verantwortlich zu sein, verstärkt den „Schmerz am Leben“. Zeitdruck entsteht; denn das letzte Leben währt nicht unbegrenzt. Die Einschränkungen werden bewusst; denn sie blockieren die Möglichkeiten, das Versäumte nachzuholen. Dabei übersehen die Betroffenen, dass auch bei bester Gesundheit und aller verfügbaren Lebensenergie, was nicht gelebt wurde, so auch nicht mehr (er)lebbar ist. Beschämungsgefühle (siehe auch S. 117ff.) brechen auf, die zum einen das Selbstschutzsystem (Bedrohungssystem) aktivieren: Es geht ja um einen Verlust von Lebensmöglichem. Zum anderen regt entwertende Selbstkritik das Antriebssystem an; denn die damals nicht erworbenen Ressourcen sollten jetzt, angesichts des Sterbens, noch rasch angeeignet werden. Gesteigerte Unruhe, Bettflucht, Sturzgefahr durch hektische Bewegungen sind physische Formen, die diesen Zustand begleiten können. Die Sicherheit, die der Sterbende angesichts des ungelebten Lebens nicht mehr in seiner Selbst- und Lebenserinnerung findet, kann ihm nun durch Pflegende, Helfer, Begleiter, die An- und Zugehörigen angeboten werden. Das sind vertraute und beruhigende Bilder des gelungenen Lebens, das sind intensive Erfahrungen erwartungsfreien Daseins für den Betroffenen; das sind äußere Sicherheiten wie die einen Spalt geöffnete Zimmertür, die Bettglocke in Reichweite oder die Sturzmatte vor dem Lehnsessel, die Sitzwache. Jetzt öffnet sich möglicherweise die Chance zu einer Hierarchisierung der Sorgen oder Befürchtungen:

- Was ist denn die größte, die zweitgrößte, die drittgrößte Sorge oder Angst gerade?

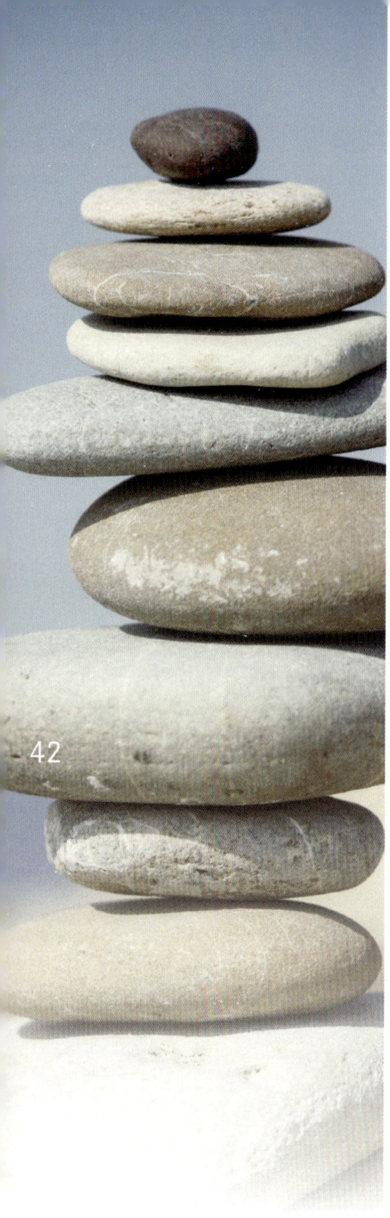

- Was haben Sie bisher gemacht, wenn Sie diese Ängste oder Sorgen plagten?
- Was davon war erfolgreich, so dass Ihre Angst, Sorgen kleiner wurden?
- Was können Sie, mit Unterstützung, jetzt tun?
- Wie wäre es, wenn Sie ... in Angriff nähmen? (Einsetzen, was als hilfreich benannt wurde oder bekannt ist.)
- Was könnte Ihnen dafür Mut machen?

Derartige Fragen dienen neben dem Effekt, in beruhigenden Kontakt zu kommen, der Wiederherstellung des Überblicks in der Lage. Eine Situation zu überschauen ist eine Leistung des Selbstberuhigungssystems. Dessen Wirksamkeit kann durch folgende Impulse unterstützt werden:

- Dafür ist immer Zeit, sich einen Überblick zu verschaffen, was los ist im Leben.
- Über der Lage stehen, heißt, den Augenblick sinnvoll zu nützen.
- Die Möglichkeit, jetzt zu leben, was das Richtige ist, nämlich die eintretende Beruhigung auf sich wirken zu lassen, nützen Sie jetzt aus, um zu leben.
- Seien Sie stolz auf sich, weil Sie es geschafft haben, die Chance zu ergreifen und sich diese Ruhe zu gönnen.

Was im Augenblick ist, ist das Leben. Wer sein Leben nützen will, der muss aufhören zu warten. Er entscheidet sich, sich auf das Leben einzulassen, wie es gerade ist, nicht wie er es erwartet. Das setzt eine Einstellungsveränderung voraus: Nicht der Mensch hat vom Leben etwas zu erwarten, sondern das Leben erwartet einfach, gelebt zu werden – vom Einzelnen. Diesen Wechsel der Perspektive auf den Zusammenhang von Mensch und Leben nannte der Logotherapeut V. Frankl „kopernikanische Wendung" (Frankl, 1987, S. 96). Denn er verändert die Grundlage, mit der Menschen auf das Leben zugehen, nämlich in Verantwortung für das Leben und nicht in einer Erwartungshaltung an das Leben. Erwartungshaltungen sind oft eine Ursache für Sinnkrisen. Wer hohe Erwartungen hat, kann auch tief enttäuscht werden. Frustrationen verstellen den Blick für die Lebensgelegenheiten.

4 Fast jede Krise ist eine Herausforderung zur Veränderung des Lebens

Lebenskrisen fühlen sich oft dramatisch an; sie sind aber kein echtes Drama, solange Menschen Krisen als Herausforderungen zu Entscheidung sehen. Denn Krisensymptome beziehen sich darauf, „wie dieses Geschehen verstanden, bewältigt, erlebt und gelebt wird“ (Lukas, 1989, S. 49). Krisen erinnern daran, dass der Einzelne gerade, im gegenwärtigen Augenblick, dabei ist, das jetzt Sinnvolle zu versäumen, weil Sicherheit, Gewohnheiten, Bequemlichkeit oder auch fremder Rat den Blick auf die Werte verstellen, die einen eben ansprechen. Um den gegenwärtigen Augenblick zu klären, eigenen sich die vier Grundfragen an den Menschen (Längle & Bürgi, 2014, S. 75ff.):

- Was kannst Du?
  Die Frage nach dem Können bringt den Menschen mit seinen Fähigkeiten in Berührung. Sie erschließt den Horizont der Möglichkeiten, auch im letzten Leben.
- Was magst Du?
  Die Bedürfnisse, die Vorlieben (Präferenzen) kommen durch die Frage nach dem Mögen in den Blick. Sie bringt den Menschen in eine Beziehung zu seinem Leben, wie immer dieses sich durch den nahen Tod auch anfühlt.
- Was sollst Du?
  Die Verantwortlichkeit, sich für das Leben jetzt zu entscheiden und damit auch für andere und auf anderes hin wirksam zu werden, steht im Mittelpunkt dieser Frage. Sie eröffnet dem Einzelnen den Sinnzusammenhang, in dem jeder Lebensaugenblick sich findet.
- Was darfst Du?
  Sich zu erlauben, was ein Mensch kann, was er mag und was er soll, gehört zu den Aufgaben, die auch im letzten Leben nicht enden. Darf sich der Leidende jetzt erlauben, im Schmerz zu versinken? Darf er sich ein andermal erlauben, den Schmerz auszuhalten und ihm zu trotzen, weil es gerade Wichtigeres als den Schmerz gibt? Einen Besuch, einen Lieblingsfilm im TV, ein Kaffeekränzchen im Seniorenheim, einen Vorleseabend im Hospiz, einen Gottesdienst in der Klinik?

Wer nicht aufhört – oder eben im letzten Leben beginnt –, sich die genannten Fragen vorzulegen, der begibt sich auf einen Weg, Krisen als das zu verstehen und zu leben, was sie sind: Zeichen von selbstgestaltetem Leben. Sie verdeutlichen, dass gerade etwas im Leben oder der Persönlichkeit zu verändern ist und fordern auf, sich verständnis- und liebevoll damit zu beschäftigen, was das denn sein könnte. Krisen weisen also darauf hin, dass das letzte Leben echtes, vollumfängliches und ernstzunehmendes Leben ist.

Dennoch: Krisen erschüttern das Selbst-, Lebens- und Weltverständnis des Menschen. Wer mit seiner persönlichen Endlichkeit und der Vergänglichkeit seines Lebens konfrontiert ist, fühlt sich dadurch immer wieder herausgefordert und angegriffen zugleich. Wer in solchen Zeiten Unterstützung, Begleitung, Hilfestellungen erfährt, der lernt, dass andere Menschen mit ihm fühlen. Mitgefühl ist kein Mitleid. Mitleid stellt das Leid, den Schmerz, die Erschütterung des Mitmenschen in den Mittelpunkt. Es verstärkt dadurch die Haltung des Leidenden, dass dessen Leben nur noch Leiden sei. Mitgefühl sieht über das Leid hinaus den Menschen, wie er lebt. Es verbindet sich bei allem Verständnis für das Leiden mit den lebenskräftigen und sinnvitalen Seiten des Menschen, der begleitet, betreut, gepflegt, behandelt wird. Neuropsychologische Studien zu Mitgefühl zeigen, dass die Insula, eine rechtslaterale Struktur des hinteren rechten Stirnhirns, bei Mitgefühl wie bei der Schmerzempfindung intensiv beteiligt ist. Der Bereich des rechten Stirnhirns, dem die sog. Spiegelneuronen zugeordnet werden, mit denen Menschen sich Gefühle anderer vorstellen können, ist bei Mitgefühlsempfindungen stark angeregt. Werden die Stresssignale der Amygdala (Mandelkern) in Richtung Entspannung moduliert, zeigen Probanden gerade Mitgefühl (Davidson, 2014, S. 194f.).

Mitgefühl ist also Wertschätzung des Menschen, wie er im letzten Leben ist – mit allen Möglichkeiten und mit allen Grenzen dieser Lage.

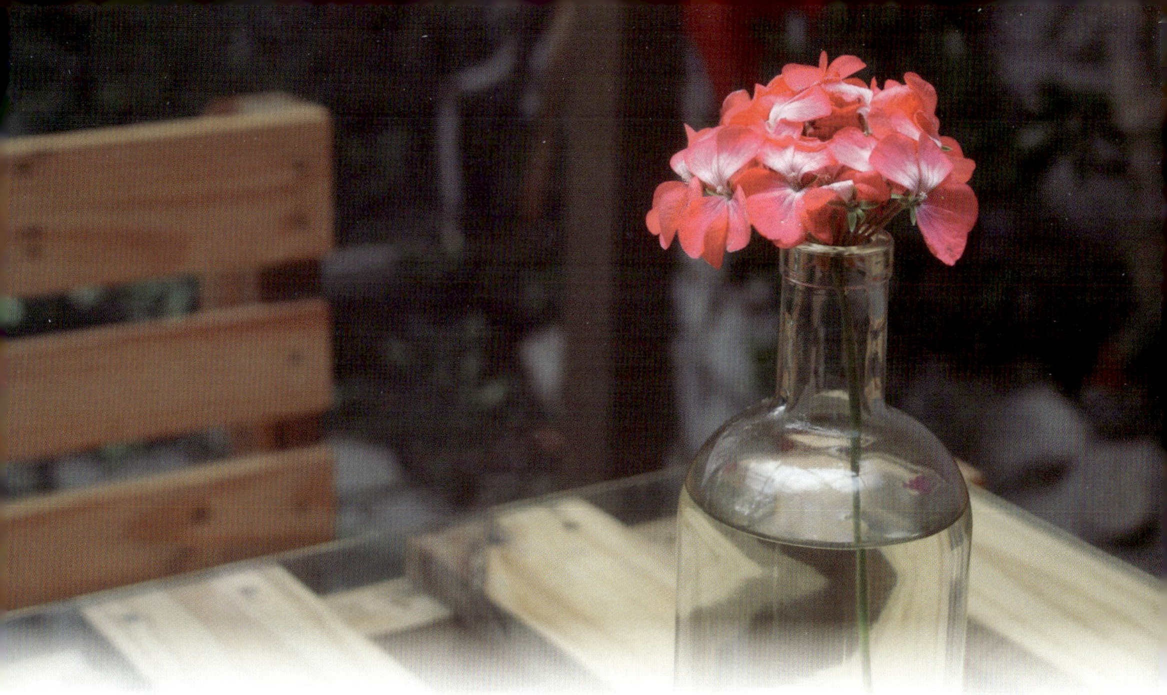

Wer sich geschätzt fühlt, wem Mut zur persönlichen Würde gemacht wird, wem Selbstverständnis und damit Mitgefühl mit sich selbst (Selbstmitgefühl) ermöglicht wird, der kann sich in Krisen dem individuellen Sinn öffnen, der die Lage entscheiden lässt und damit die Krisen bewältigen hilft.

Mit der geklärten, entdramatisierten Einstellung zu Krisen, wie sie jetzt erarbeitet ist, auf Sterbende zuzugehen und bei ihnen zu sein, ihnen beizustehen, regt rein aus dem Kontaktverhalten heraus das Selbstberuhigungssystem im Betroffenen an. An- und Zugehörige werden, wenn sie mit der sinn- und mitgefühlsorientierten Weise der Kriseneinstellung in Berührung kommen, einiges davon in den persönlichen Umgang mit dem Sterbenden übernehmen. Das entlastet die Bindung und stellt Vertrauen her, die stärkste Ressource auf dem immer wieder für alle Beteiligten stressanfälligen Weg durch das Sterben.

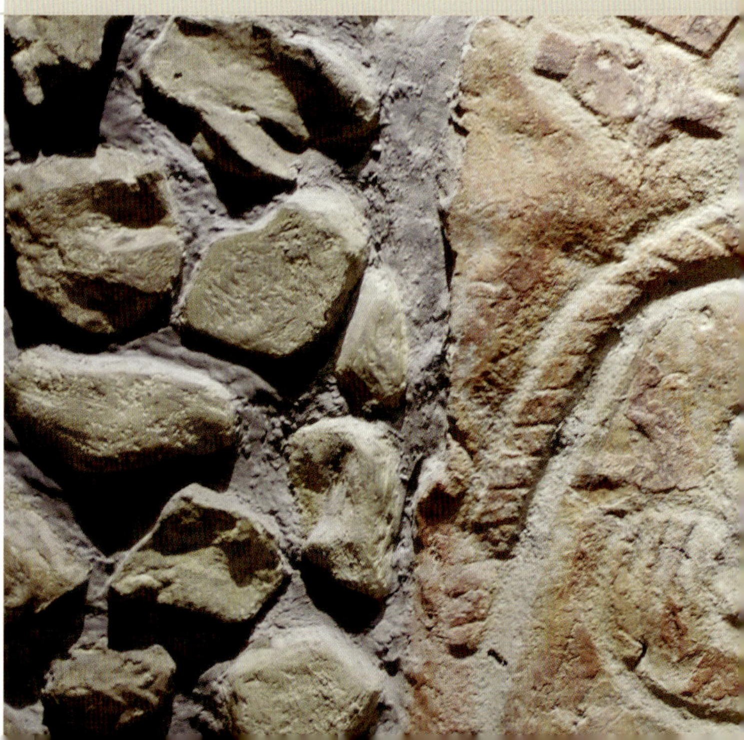

Kapitel 3

Sterben als letztes Leben

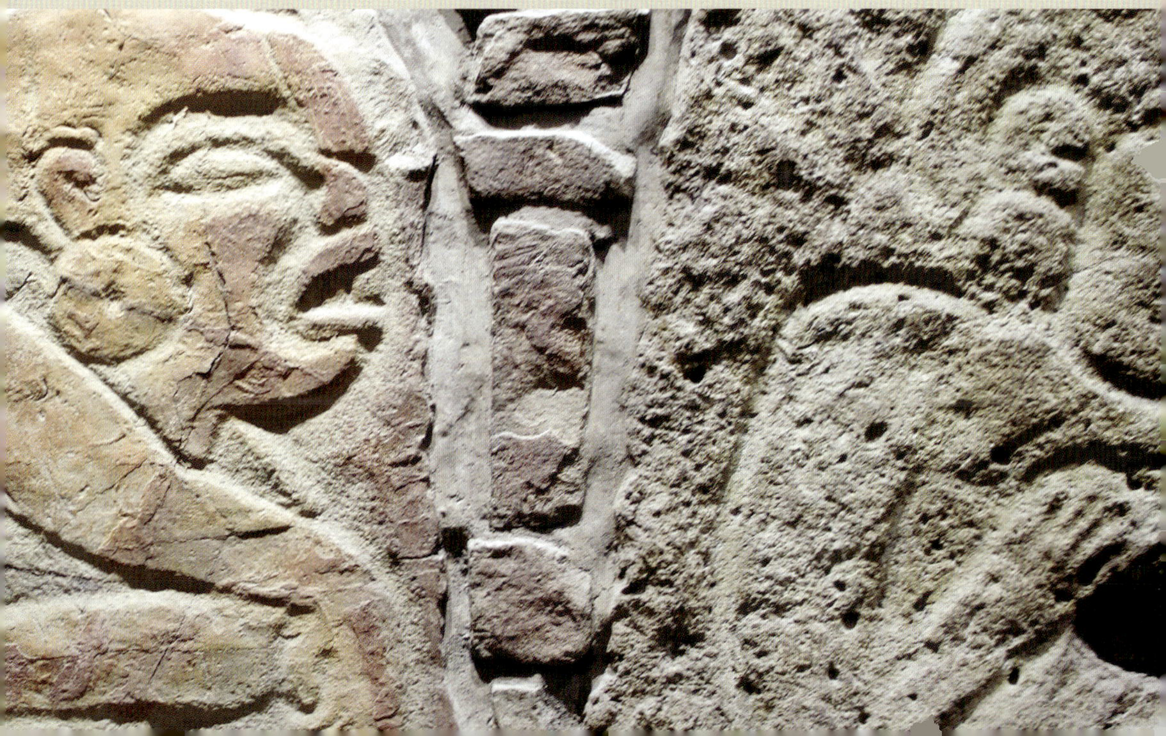

3 Sterben als letztes Leben

Die Äußerung eines 21-jährigen Hospizgastes bringt die Bedeutung des „letzten Lebens“ auf den Punkt:

„Was soll ich über das grübeln, was alles nicht mehr sein wird? Ich gönne mir das Leben, das jetzt und hier das Meine ist.“

M. Müller, eine der Wegbereiterinnen des Hospizgedankens in Deutschland, drückt Ähnliches in einer gewagten Formulierung aus:

„sich das Leben nehmen“ – „... dass sich das Leben zu nehmen in diesem Falle heißt: sich all diesem nicht zu verschließen, sondern es zu erleben, zu erfahren, in Gänze und Fülle in sich aufzunehmen, bevor wir es nicht mehr können.“ (Müller, 2007, S. 15, 17)

Wie wichtig es ist, sich gerade auf dem Weg zum Sterben das Leben „zu nehmen“, zeigten die Überlegungen zum versäumten, ungelebten Leben. Was Menschen auf dem Weg des Sterbens, also im letzten Leben, fühlen, denken, erzählen, hat mit dem Leben zu tun. In der Lebenserzählung klingt die Art der Lebens-Führung des Sterbenden an. Die erste Führungsaufgabe, die jedem Menschen zugemutet ist, besteht darin, das eigene Leben mit den Möglichkeiten seiner Persönlichkeit zu führen. Die Lebensführung beeinflusst damit auch das Sterben, das der letzte Akt des Lebens ist. Jeder kann sich selbst in der abschließenden Zeit des Lebens führen. Er entscheidet in persönlicher Verantwortung, ob er die Möglichkeiten und Freiräume des letzten Lebens erkennt, anerkennt und verantwortlich gestaltet. Der Sterbende entfernt sich in den letzten Stunden immer weiter von den konkreten Vollzügen des Lebens. Insofern verlagert sich auch der Bereich der Lebensführung. Es wird kaum noch um die Organisation der Leistungsfähigkeit gehen oder um die Gestaltung von Erlebnissen. Jetzt besteht die Führung in der Haltung,

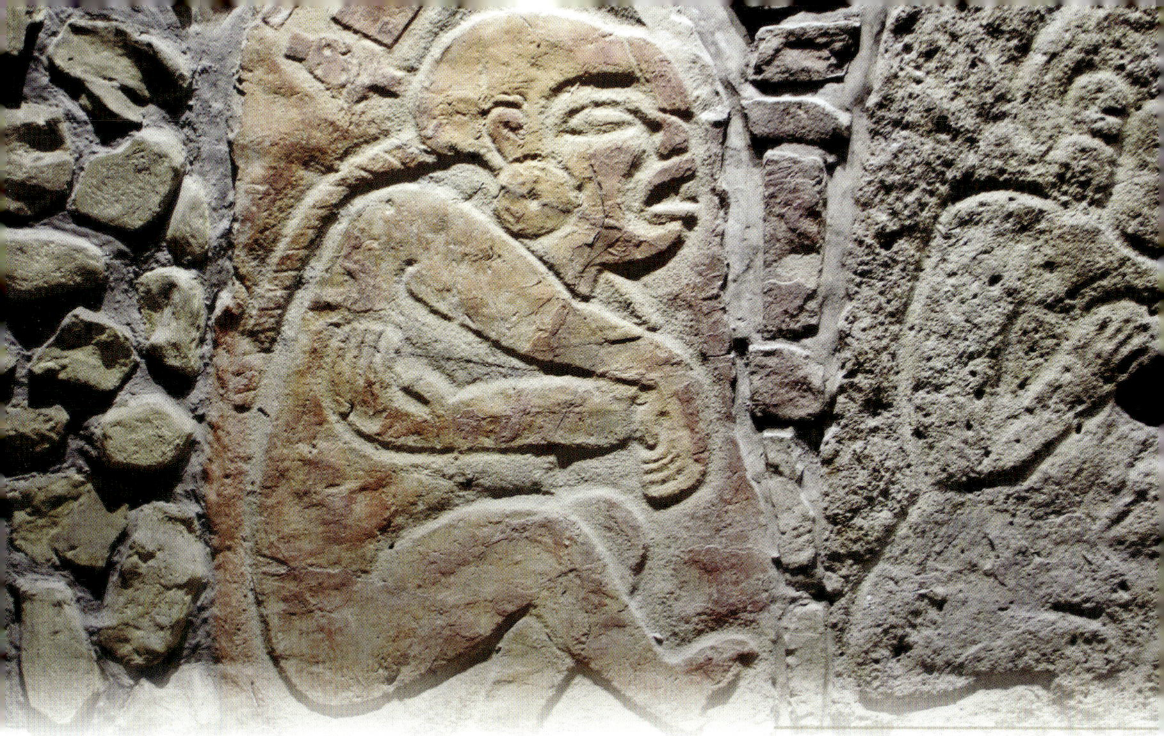

in der die finale Phase des Lebens gelebt wird. In jener drückt sich das personale Selbst, der bei allen Krisen und Störungen des Lebens unzerstörbare Kern des Menschen aus. Sterbende begleiten heißt also auch, mit deren Lebensführung aufmerksam, respektvoll und mit dem nötigen Maß an Fürsorge umzugehen. Die Führungsfähigkeit des Betroffenen kann unterstützt werden, sie sollte ihm durch ein Übermaß an palliativer Sorge nicht genommen werden. Die Sterbebegleiterin J. Halifax legt den Begleitenden des Sterbenden ans Herz:

> *„Überlassen Sie ihm die Führung auf dem Weg in seinen eigenen Tod.“ (Halifax, 2014, S. 217)*

3.1 Das Leben führen: Entscheidungen

Lebensführung drückt sich in Entscheidungen aus. „Der Mensch ist das Wesen, das immer entscheidet, was es ist" (Frankl, 1994, S. 139). Indem jeder Einzelne sich für das Leben und für seine Persönlichkeit immer neu entscheidet, gestaltet er aus der „Zeit des Lebens" seine persönliche „Lebenszeit" heraus (Riedel, 2002, S. 238f.). Er weiß aber auch, dass der Tod das Leben beendet. Das zeichnet den Menschen vor allen anderen Lebewesen aus, das Wissen um die persönliche Sterblichkeit, das selbst dem Toten seine Würde in der Bestattung sichert (Gadamer, 2010, S. 86).

Mit dem Tod enden
- die Lebenszeit samt ihren Werten, Möglichkeiten, Versäumnissen,
- die Bindungen an Menschen, Aufgaben, Ideen,
- die Lebendigkeit des persönlichen Leibes, der individuellen Psyche und der geistigen Person,
- die Freiheit und die Verantwortlichkeit,
- das Erkennen, das Fühlen und das Empfinden.

Weil der Tod die unausweichliche Grenze des Lebens ist, erscheint es sinnvoll, das Leben nicht bis zuletzt aufzuschieben, bis der Tod die Freiheit zu leben beendet.
- Lebe und erlebe dein Leben.
- Nimm die Freiheit wahr, die Du hast.
- Nütze Deine Möglichkeiten und Gelegenheiten.
- Erkenne Deine Verantwortlichkeit für das Lebensdenkmal.
- Sei stolz auf das Gelebte und vergib Dir Deine Versäumnisse.
- Vergib auch den anderen Menschen, so minderst Du die Schuldgefühle.

Das gilt für das letzte Leben genauso, wie es bisher im Leben galt. Es bietet unwiederbringliche Möglichkeiten, Menschen zu begegnen, ihnen Gutes mitzugeben und schlimme Erlebnisse zu vergeben. Es ermöglicht aber auch eine Form von Selbstbeziehung, die sich in den Werten der Einstellung (Siehe auch S. 24) abbildet. In der Pflege und Begleitung kann zur individuellen Dankbarkeit für das angeregt werden, was (noch) erspart geblieben ist. Dass es immer wieder einen Morgen gibt, dass Kranke in einem soliden Versorgungssystem geborgen sind, dass es Menschen gibt, die einen besuchen, Zeit mit einem teilen, all diese vermeintlichen Selbstverständlichkeiten können durch die dankbare Einstellung zum Leben in ihrem Wert erlebt und bewahrt werden. Selbst Krisen, die ja Entscheidungslagen sind, verlieren ihren destruktiven Beigeschmack. Wenn Pflegende die Angst, die motorische Unruhe, den depressiven Rückzug entdramatisieren und als Ausdruck entscheidender Situationen für die Anpassung des Sterbenden an die wiederholt sich verändernden Gegebenheiten sehen lernen, dann gewinnen sie den Freiraum zu entscheiden, ob dem Betroffenen zumindest zum Teil das Erleben der Symptome zugemutet werden kann. Wie sonst kann der Sterbende spüren, welchen Wert sein Leben für ihn hat, wie sehr er noch an diesem Leben hängt, welchen Schritt er gehen muss, um dieses Leben hinter sich zu lassen.

„Sterbende Menschen gehen oftmals durch Phasen intensiven Leidens, an deren Ende sie sich erleichtert fühlen. Sie erleben dabei hin und wieder quälende geistige Zustände wie Wut, Aggression, Egozentrik, manische Phasen, Depressionen und Verblendung. Es geht darum, dass wir für diese Erscheinung da sind." (Halifax, 2014, S. 217)

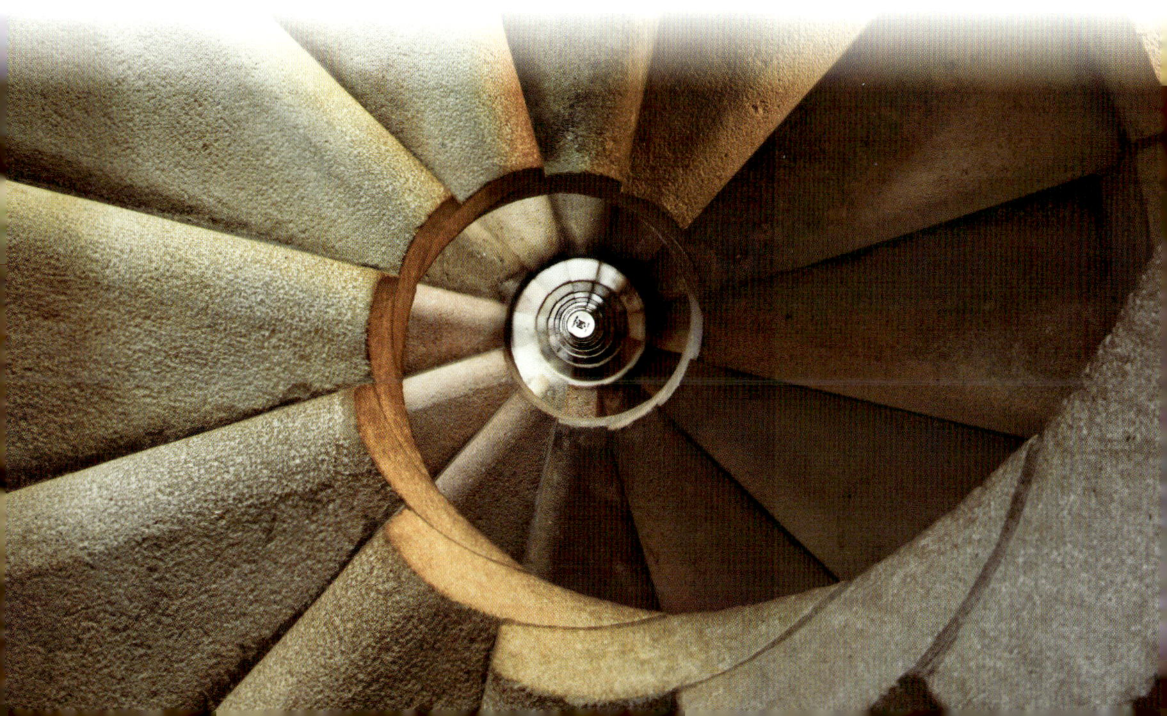

3.2 Leben – mehr als Leiden

Das letzte Leben ist durch eine erhebliche Symptomlast geprägt:

- Lebenseinschränkende Folgen schwerster Erkrankungen oder von Unfällen
- ein langer Krankheitsweg durch mehrere Kliniken und Behandlungen,
- das Pendeln zwischen Lebensort und Behandlungsort,
- die Konfrontation mit der bedrückenden Sterbediagnose

Der Sterbende muss sich im letzten Leben, in einer geschwächten Lebenslage an viele Veränderungen des gewohnten Lebens anpassen. Die Anzahl der Lebensmittel nimmt ab, die der Pflegemittel zu. Der Lernprozess, der dem Menschen im Sterben möglich ist, besteht in der Gestaltung der persönlichen Haltung, in der er zum Sterben und seinen existenziellen Phänomenen Stellung nehmen kann. Der Einzelne bleibt dabei bis zum letzten Atemzug zur Entscheidung fähig: „Alle Entscheidung ist Selbstentscheidung, und Selbstentscheidung allemal Selbstgestaltung." (Frankl, 1996, S. 204) Der Auftrag der „Letzten Hilfe" (Bollig, Heller & Völkel, 2016, S. 5ff.; Frankl, 1987, S. 276ff.) dabei besteht genau darin, den sterbenden Mensch so zu begleiten, dass diese Freiheit, die auch ja auch eine letzte Verantwortlichkeit ist, gewahrt bleibt. Neben palliativer Pflege und Medizin, hospizlicher Begleitung, spiritueller Seelsorge kann auch die Psychotherapie als „akzeptanzorientierte Begleitung" oder „Psychological Care" (Riedel, 2017, S. 36f.) einen spezifischen Beitrag zu den Themen des letzten Lebens leisten.

Durch das jähe, heftige oder anhaltende Leiden entsteht beim Erkrankten der Eindruck, dass das Leiden sein Leben ausmacht. Das wird auch dadurch unterstützt, dass er Patient im Gesundheitswesen ist und sich als Empfänger von medizinischer, pflegerischer oder therapeutischer Hilfe empfindet. Durchgangssyndrome nach operativen oder chemotherapeutischen Maßnahmen, Relokationssyndrome bei häufigem Pendeln zwischen Zuhause, Klinik und Rehabilitationseinrichtungen, das Gefühl, bei alldem nicht wirklich in die Entscheidungen einbezogen zu sein, führen oft zu einer Gleichsetzung des erfahrenen Leidens mit dem Leben. Oft werden die Betroffenen von der Umwelt so behandelt, als wären sie schon tot: „Sterbende leben – Lebende sterben.“ (Marquard, 2007, S. 193) In solcher Lage lernen Patienten eine fragwürdige Anpassung, nämlich die Verantwortung für das Geschehen abzugeben. Sie werden oder machen sich selbst zu Empfängern von Diagnosen, Therapien, Ratschlägen, Maßnahmen. Durch die damit verbundene Fokussierung der Symptomlast verengt sich das Leben auf das Leiden. Es scheint außer Leiden kein anderes Leben mehr möglich (Abb. 3.1):

Leiden = Leben

Das führt zu dauernder Klage, zum Ausblenden der erfolgreichen, bereichernden, bestätigenden, glücklichen Seiten des Lebens. Die Einseitigkeit der Lebenswahrnehmung „mauert“ den Betroffenen in seiner trostlosen Haltung ein. Dabei ist die Klage zunächst einmal die originäre Mitteilung darüber, dass ein Mensch leidet. Sie ist die Erstreaktion des Menschen, wenn er Leid erlebt. In ihr drückt sich aus, wie sehr die krisenbegleitenden Emotionen dem Einzelnen nahegekommen sind. (Ritz-Schulte & Huckebrinck, 2012, S. 146ff.) Frankl nennt Klagen die „pathische Kommunikation mit der Welt“ (1996, S. 205). Das heißt: In der Klage drückt der Leidende sein Leiden aus. Die Klage verleiht dem Eindruck „Jetzt verlangt das Leben besonders viel von mir.“ den Ausdruck „Ich zweifle, ob ich das ertragen kann.“. Die zugeordneten starken Gefühle sind Schmerz und Traurigkeit.

Die Klage hat also die wichtige Funktion, den Eindruck, den das Leid existenziell macht, auf der Gefühlsebene auszudrücken. Durch die klagende Mitteilung des Leides entsteht Abstand zu den Affekten, die das Leid begleiten.

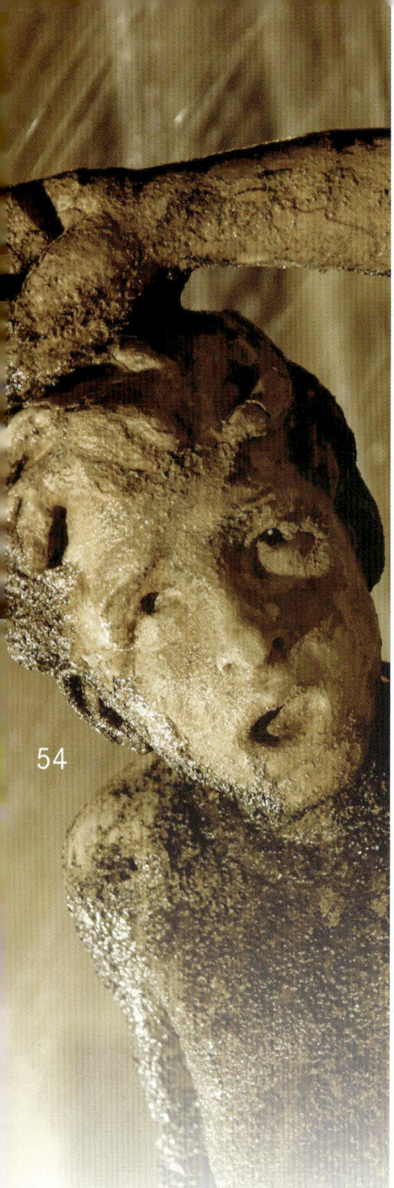

In der Begegnung mit einem Menschen in der Krise treffen wir auf den Klagedreiklang, der sich in den Fragen nach der Ursache einer Lebensbelastung ausdrückt.

- Warum gerade ich?
- Warum gerade jetzt?
- Warum gerade so?

Die Frage „Warum?" richtet sich auf das zurückliegende Leben, in dem irgendetwas zu dieser Leidenssituation führte. Wer nach Ursachen oder Erklärungen sucht, begibt sich in die Vergangenheit, an der allerdings nichts mehr zu ändern ist. Die Gefahr dieser Fragestellung liegt also

- im Rückzug in die Vergangenheit,
- in der Projektion von Schuld auf andere oder das schlimme Schicksal,
- im Einbruch des Vertrauens in das Leben,
- und dadurch in der Entmutigung, die zu Traurigkeit, Depressivität und Verzweiflung führt.

Die Rückwärtsgewandtheit vieler Sterbender vermischt die Klage über die schwere Gegenwart mit Anklagen, die sie von der Verantwortung für die Lebensentwicklung entlasten und zugleich den Blick auf die Forderung der Gegenwart vermeiden, sich mit den Möglichkeiten des letzten Lebens zu beschäftigen. Deshalb ist es sinnvoll, die Warum-Frage (Ursachenfrage) durch die Frage „Wozu?" (Orientierungsfrage) zu ersetzen. „Wozu?" öffnet die Lebenslage. Sie orientiert den Blick nach vorne – hin auf die Kräfte, Erfahrungen und Möglichkeiten, die Ressourcen und Kompetenzen einer Person zur Bewältigung der Krise. Entscheidend ist es, die Entwicklung einer sinnvollen Perspektive auf die Lebenslage anzuregen. Fragen dazu können sein:

- Was verlangt das Leben jetzt gerade von mir?
- Welcher Weg ist jetzt der sinnvollste?
- Ist das Einfachste auch immer das Sinnvollste?

Wer sich entlastet, vermag sich auch wieder aufzurichten. Auf das Klagen ist sinnvollerweise einzugehen. Die „gesunde" Klage schafft Abstand zur augenblicklich belastenden Lage. Sie drückt anderen Menschen die Hilfsbedürftigkeit des Sterbenden aus:

- Was brauchen Sie, damit sie sich unterstützt fühlen? Aufmerksamkeit? Einen objektiven Gesprächspartner (Seelsorger, Psychotherapeuten)? Berührenden Kontakt? Lebendigkeit?
- Welche Menschen sind Ihnen wichtig? Können wir etwas dazu tun, dass sie zu Ihnen kommen?
- Wollen Sie, dass wir Ihre Ruhe besser schützen?

„Gesunde" Klage teilt den Schmerz am Leben, den Schmerz am Körper und der Psyche, auch die beginnende Trauer angesichts des Lebensverlustes mit. Wenn in der Klage die Forderung des Lebens nicht zu spüren ist, dann stimmt etwas an der Lebenshaltung nicht mehr, mit der sich ein Mensch dem Leid stellt. Die Klage kann dann pathologisch werden.

In der pathologischen Klage wird das Leiden und das Klagen darüber zum Lebensinhalt. Nicht mehr das tatsächliche Leid (Faktum) der schweren Erkrankung, der Beschwernisse des Sterbens, des nahenden Todes bildet den Fokus, sondern die affektiven Begleitumstände. Damit kann ein sekundärer Krankheitsgewinn angezielt werden, der darin besteht, sich in die Aufmerksamkeit anderer Menschen, Angehöriger, Pflegender, der Behandler und Begleiter „hineinzuklagen". Mit der Zeit verstrickt sich der Leidende in sein eigenes Klagen. Es wird zum vorrangigen Ausdruck seines Lebens. Mit der Klage fixiert er sein Leiden, so dass die Gleichung von Leiden und Leben unauflösbar erscheint. Immer wieder wird die Klage wütend, weil der Leidende frustriert andere, das Schicksal, Gott für sein Leiden anklagt. Der Zustand des Leidens generalisiert. (Abb. 3.2)

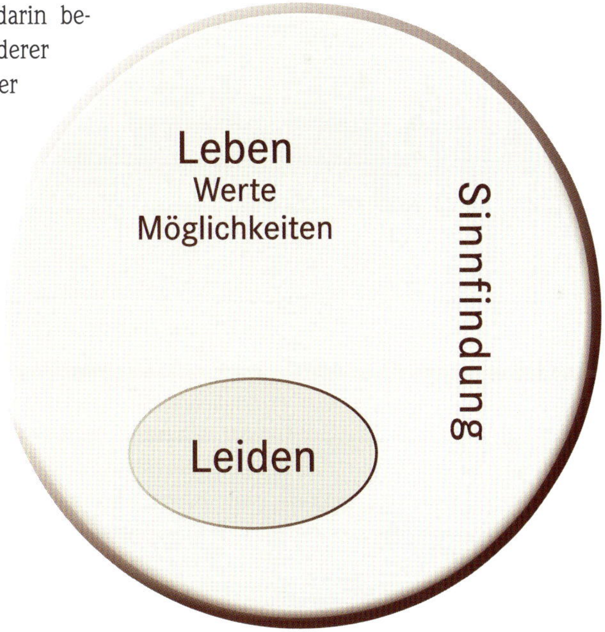

Mit der Strategie der einfühlenden Nachfrage können Pflegende und Begleiter die „gesunde“ Klage fördern.

Diese Fragetechnik unterstützt die Orientierung des Leidenden. Er beginnt nachzudenken, wozu er sein letztes Leben nützen kann.

- Sie beginnt mit der öffnende Nachfrage: *„Worüber klagen Sie denn? Was ist gerade besonders schwer? Was könnte Ihnen diese schwere Zeit erzählen?“*
- Die Antworten werden mit verstehenden und differenzierten Fragen noch einmal aufgenommen: *„Es ist ja wahr: Das Leid hat sie schwer getroffen. Aber lassen Sie uns die Lage genau anschauen: Ihre Krankheit ist einfach da. Die können wir nicht wegdiskutieren. Die Frage ist: Was machen Sie jetzt aus dieser Lage? Welche Möglichkeiten lässt die Lage zu? Wie mögen Sie sich zu Ihrer Krankheit verhalten? Was könnten Sie mit Ihrer Krankheit noch leben oder erleben? Wäre es das nicht wert? Einmal darauf zu schauen, was noch an Leben möglich ist, was noch gelebt werden kann, was Sie auch noch leben mögen?“*
- Ziel: Der Anspruch „Das Leben schuldet mir …“ sollte allmählich zur Haltung gewendet werden: *„Was soll ich gerade jetzt leben?“* Der Betroffene wird so an die Verantwortlichkeit für seine Lebensführung erinnert. Nimmt der Sterbende seine Verantwortung für sein letztes Leben wahr, kann er sich seine Würde erhalten. Er gibt die Ansprüche gegenüber dem Leben auf und stellt sich den Aufgaben des letzten Lebens. Mit dem Verzicht der Anspruchshaltung dem Leben gegenüber kann sich der Leidende von seiner Bindung (Fixierung) an das Leid befreien und sein Leben den Freiräumen im Leid öffnen. Dadurch gewinnt er Gestaltungsmöglichkeiten zurück, die er zuvor an das Leiden abgegeben hatte.

Um die Gleichung von **Leiden = Leben** aufzuheben, ist es sinnvoll, die Aufmerksamkeit des Sterbenden geduldig und beharrlich immer wieder auf die vergessenen Bereiche seines Lebens hinzulenken:

- Erinnerungen an gute Lebenszeiten: bestandene Prüfungen, Familiengründung, Mutterschaft, Karriere, die eigene Wohnung, das eigene Haus, wichtige Jubiläen und Geburtstage …

- Sprechen über glückliche Erfahrungen: die erste Liebe, die Hochzeit, die erste Beförderung, die Geburt der Kinder, das erste eigene Auto, Hobbys, Reisen ...
- Erarbeitung bewährter, erfolgreicher Strategien der Krisenbewältigung. Je konkreter die Erinnerungen wachgerufen werden können (Ort, Jahreszeit, beteiligte Personen, Stimmungen, Sinneserfahrungen), umso lebendiger sind sie und werden als Realität des Lebens wiedererkannt. Das Leben erscheint allmählich als Sammelort wichtiger Ressourcen, als Raum von Erfahrungen und erhält eine umfassendere Bedeutung als die gegenwärtige Leidenszeit. Das Leiden beginnt langsam als Teil des Lebens gesehen zu werden. Zum Leben gehört eben vieles: die Krise und deren erfolgreiche Bewältigung, die Hoch-Zeiten und Tiefpunkte, die Ereignislosigkeit und die Hochspannung, der Schlaf und das Wachen, das Erkranken und das Gesunden, das Leben und das Sterben. Manchmal gewähren die Tagträume Einblicke in die Seite des Lebensaugenblicks, der gerade zu schaffen macht (Riedel, 2017, S. 127f.).

Den Menschen im letzten Leben dabei zu begleiten, immer wieder einmal auf das ganze Leben zu blicken, macht den Begleitenden zu seinem achtsamen und verantwortungsbereiten Verbündeten.

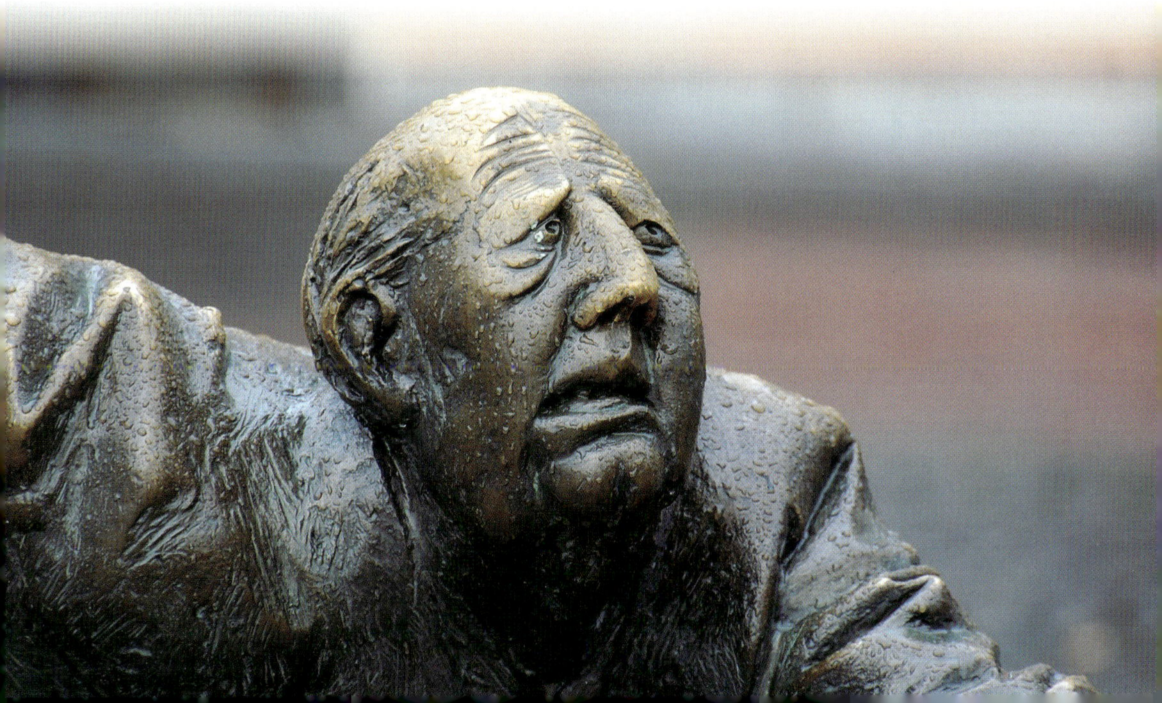

3.3 Hilflosigkeit und Hilfsbedürftigkeit: ein Perspektivenwechsel

Oft klagen schwerst erkrankte Menschen über die Hilflosigkeit, die sie in vielen Lebensbelangen wahrnehmen. Es kann sinnvoll sein, statt von „Hilflosigkeit" von „Hilfsbedürftigkeit" zu sprechen. Hilflos ist ein Mensch dann, wenn es für ihn keine Hilfe gibt. Die schwere Erkrankung schränkt das Leben oft sehr ein. Dennoch lassen sich für die meisten Situationen Hilfen organisieren. Freilich fällt es schwer, so viele Bedürfnisse nach Hilfe anzunehmen, wie sie sich im letzten Leben oft einstellen. Dennoch: In der palliativen und hospizlichen Umsorge stehen gerade diese Bedürfnisse nach Hilfe im Blickpunkt. Insofern ist die vermeintliche Hilflosigkeit eine sehr umfassende Hilfsbedürftigkeit in einem Versorgungszusammenhang, der den Sterbenden unterstützt. Gelingt es, die Hilfsbedürftigkeit nicht als etwas Beschämendes, sondern als ein echtes, der Lebenslage angemessenes Bedürfnis erscheinen zu lassen, dann gewinnt der Sterbende dadurch sogar einiges an Autonomie zurück:

Er kann ausdrücken, was jetzt nottut oder was gerade ihm guttut.

Bedürfnisse sind, wie der Psychologe A. Maslow (1908–1970) zeigt, in angeborene und erworbene zu unterscheiden. Die „Bedürfnispyramide", die auf A. Maslow zurückgeht, veranschaulicht das System menschlicher Bedürfnisse. (Abb. 3.3)

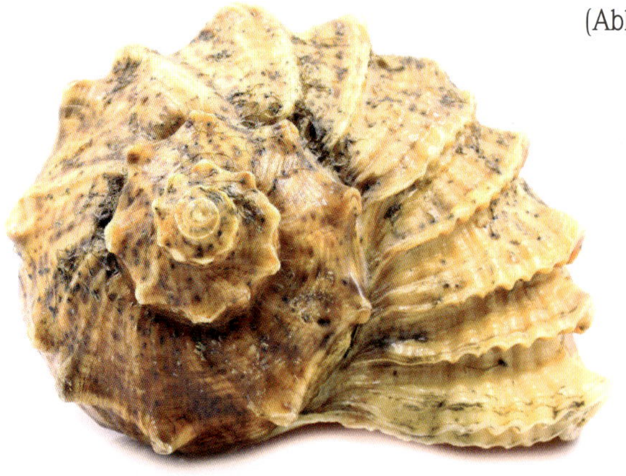

Bedürfnispyramide

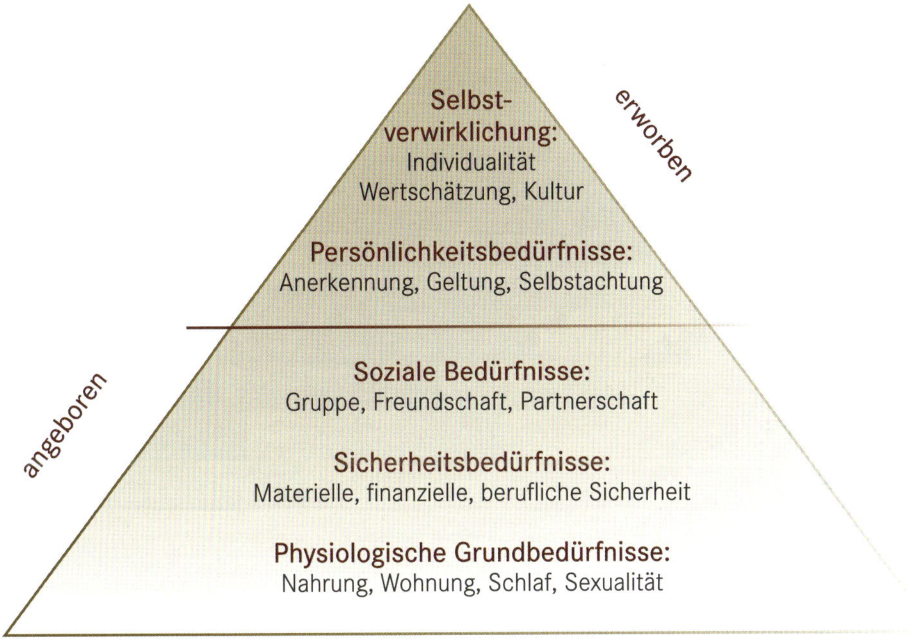

Es beruht auf den elementaren vitalen Bedürfnissen, die durch das Bedürfnis nach Sicherheit ergänzt werden. Maslow verweist darauf, dass die Zufriedenstellung dieser angeborenen Grundbedürfnisse die Entdeckung und den Erwerb „höherer" Bedürfnisse ermöglicht (Riedel, Deckart & Noyon, 2008, S. 390). Die Ergebnisse einer Überprüfung des Zusammenhangs zwischen Bedürfniszufriedenheit und Gefühlen an 1447 Chilenen (1978) fasst der Gesundheitspsychologe P. Becker in einem für die Sterbebegleitung interessanten Ergebnis zusammen (Becker, 1995, S. 90). Die Ergebnisse machen deutlich, dass Ärger, Gereiztheit, Wut, Schmerz vorwiegend bei der Mangelbefriedigung (Bedürfnisdeprivation) der physiologischen Grundbedürfnisse entstehen. Freude und Interesse begleiten deren Zufriedenstellung. Angst, Hilflosigkeitsgefühle, Depressivität und Traurigkeit finden sich dann, wenn die den erworbenen Bedürfnissen zugeordnete

Selbstbeziehung eines Menschen frustriert wird. Die Frustration kann wie eine Depression aussehen: Der Betroffene zieht sich zurück, resigniert, verweigert sich, wird schweigsam, wirkt niedergeschlagen. Er fühlt sich an die Situation ausgeliefert. Er und seine Lage erscheinen als hilflos. In Ergänzung zu Maslows Auffassung können in einer derartigen Lage, in der viele der angeborenen Bedürfnisse ständig durch die Veränderungen des letzten Lebens bedroht sind, die erworbenen, also die zweitreaktiven, erlernten Bedürfnisse des Selbstberuhigungssystems zu einer wichtigen Ressource werden. Kulturelle Vorlieben (Musik, Literatur, Bilder, Fotos, Malen, Filme/Kino) können durch Medien (DVD, CD, Hörbücher, Bildbände, persönliche Fotografien, was alles auch auf Tablet-Computer geladen werden kann) unterstützt werden. Einfache handwerkliche Tätigkeiten (Handarbeit, Töpfern, Arbeiten mit Knetmasse, Papierarbeiten) können in der Beschäftigungspflege begleitet oder wieder angeregt werden. Die Selbstachtung ist leicht zu fördern, indem auf die sog. zweiten Pfeile der Selbstbeschämung aufmerksam gemacht und soziale Beschämung weitestgehend vermieden wird.

Das Modell der „zweiten Pfeile" entstammt der Achtsamkeitspsychologie (Hanson & Mendius, 2012, S. 67ff.). Es kann mit Frankls „kopernikanischer Wendung" verbunden werden: Nicht der Mensch hat an das Leben Ansprüche zu stellen, sondern er hat den Forderungen des Lebens verantwortlich zu begegnen (siehe auch S. 43). In den Forderungen des Lebens begegnen die ersten Pfeile. Das können Verluste, Krankheiten, Katastrophen sein. Es sind die Lebenslagen, in denen der Mensch sich vorfindet und die schwierig zu bestehen sind. Die ersten Pfeile treffen, verwunden und schmerzen. Der Einzelne muss aktiv werden, um die Lage zu bestehen. Meistens ist das nicht die erste Reaktion auf den ersten Pfeil des Lebens. Viele Menschen beschimpfen und entwerten sich zuerst einmal: „Typisch, ich bin ein Versager." oder „Wie dumm kann man eigentlich sein." oder „Immer trifft es mich.". Wir haben viele Redensarten, mit denen wir uns den zweiten Pfeil, der die Lage zusätzlich verschlimmert, zufügen. Denn mit aggressiver Selbstkritik und Selbstentwertung, die dem Leid hinzugefügt wird, regen wir unser Bedrohungs- und Selbstschutzsy-

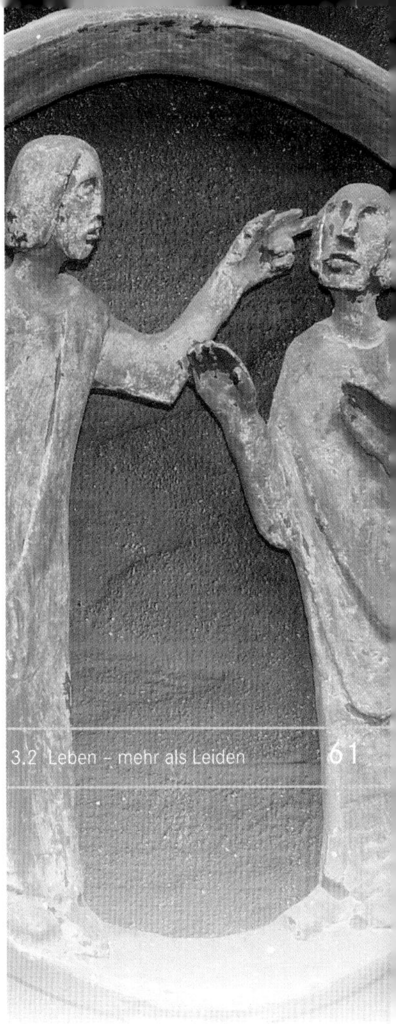

stem an und verstärken dessen Reaktionen. Nicht selten verstärken Sterbende ihr Leid durch solche „zweiten Pfeile“ der Selbstbeschämung: Sie entschuldigen sich für Ereignisse, für die sie nichts können, halten sich für nichts mehr nütze und für eine unzumutbare Last, betrachten sich als wertlos und beschimpfen sich immer wieder für Defizite. Der Vergleich mit dem früheren, intakten, gesunden Leben ist allgegenwärtig und endet oft in der frustriert-aggressiven Selbstkritik.

Wertschätzende Korrektur ist die Strategie, die die Beschämungsspirale durchbricht.

P. Gilbert empfiehlt dafür ein therapeutisch-psychoedukatives Bild (Gilbert, 2011, S. 416ff.): den „Mut machenden, unterstützenden Lehrer“ (Gilbert, 2011, S. 416) in sich zu aktivieren. Ein solcher Lehrer geht vom Guten im Einzelnen aus und von dessen Streben, sich zu verbessern. Er wird alles unterstützen, was den Menschen fördert, und dem, was weniger oder gar nicht gelingt, Verständnis entgegenbringen verbunden mit der Aufforderung zum Nachdenken, wie jemand es künftig anders machen könnte. Er bewertet nicht nach gut und schlecht, sondern erweckt das Gefühl dafür, was richtig, d.h. der Lage angemessen, und was falsch, d.h. die Lage verschlechternd, ist. Solche Psychoedukation kann in Selbstentwertungskrisen eingesetzt werden.

Einem Betroffenen ist das Trinkglas aus der Hand gerutscht und das Bett ist feucht geworden und zeigt einen hässlichen Fleck. Der Betroffene ärgert sich und schimpft mit sich. Der Pflegende kann so Stellung nehmen: *„Ich verstehe es ja, dass Sie sich darüber ärgern, dass das Glas umgekippt ist.* (Versachlichung) *Beschimpfen Sie sich nicht dafür.* (Aufmerksammachen auf den zweiten Pfeil) *Es ist richtig, dass Sie geklingelt haben. Ich bringe ein frisches Glas und beziehe Ihnen das Bett neu.* (Bereinigung der Lage mit dem Hinweis, was der Betroffene richtig gemacht hat.) Nun kann der Pflegende noch eine Lernfrage anschließen: *Fühlen Sie sich mit einem anderen Trinkgefäß* (Henkeltassen, Schnabeltasse oder -becher) *sicherer? Dann können Sie das gerne mal ausprobieren.“*

Die Psychoedukation kann auch grundsätzlich erfolgen, wenn Vertrauen zwischen den Beteiligten herrscht und Zeit dafür ist: *„Mir fällt auf, dass Sie ziemlich hart zu sich sind. Oft greifen Sie sich mit Worten selber an, wenn etwas nicht gelingt. Fallen Ihnen solche Redensarten ein?“* Der Begleiter lässt dem Betroffenen Raum zum Nachdenken. Er greift die Antworten des Betroffenen auf: *„Also ich möchte nicht, dass jemand so etwas* (möglichst die konkrete Formulierung aufgreifen) *von mir sagt. Finden Sie das in Ordnung, wenn Sie jemand so beschimpft?“* Der Betroffene wird darauf verweisen, dass er selbst und kein Fremder es ist, der das alles sagt. *„Heißt das, Sie erlauben sich selbst, mit sich so aggressiv umzugehen? Wie wäre es, wenn Sie üben wenigstens …* (hier eine konkrete Redewendung einsetzen) *wegzulassen.“*

Mitfühlende Selbstkorrektur nimmt den Ärger ernst, macht ihn aber nicht zum Thema. Sie greift Konstruktives auf und verbindet das mit der Möglichkeit dazuzulernen (Gilbert, 2011, S. 416). Damit wird im letzten Leben Normalität geschaffen, in dem die Defizithaltungen (Hilflosigkeitsvermutung) durch die positive Perspektive und die Zuversicht, noch dazulernen zu können, unterbrochen werden. Dem Sterbenden wird eine ihm angemessene Aktivität angeboten, die ihm seine Hilfsbedürftigkeit nicht als beschämende Lage zeigt. Vielmehr ist es Ausdruck der Autonomie, den Bedarf nach Unterstützung zu entdecken und um jene zu bitten und auch anzunehmen. Das Leben erhält seinen Aufgabencharakter zurück, ohne zur Dauerbeschämung zu werden.

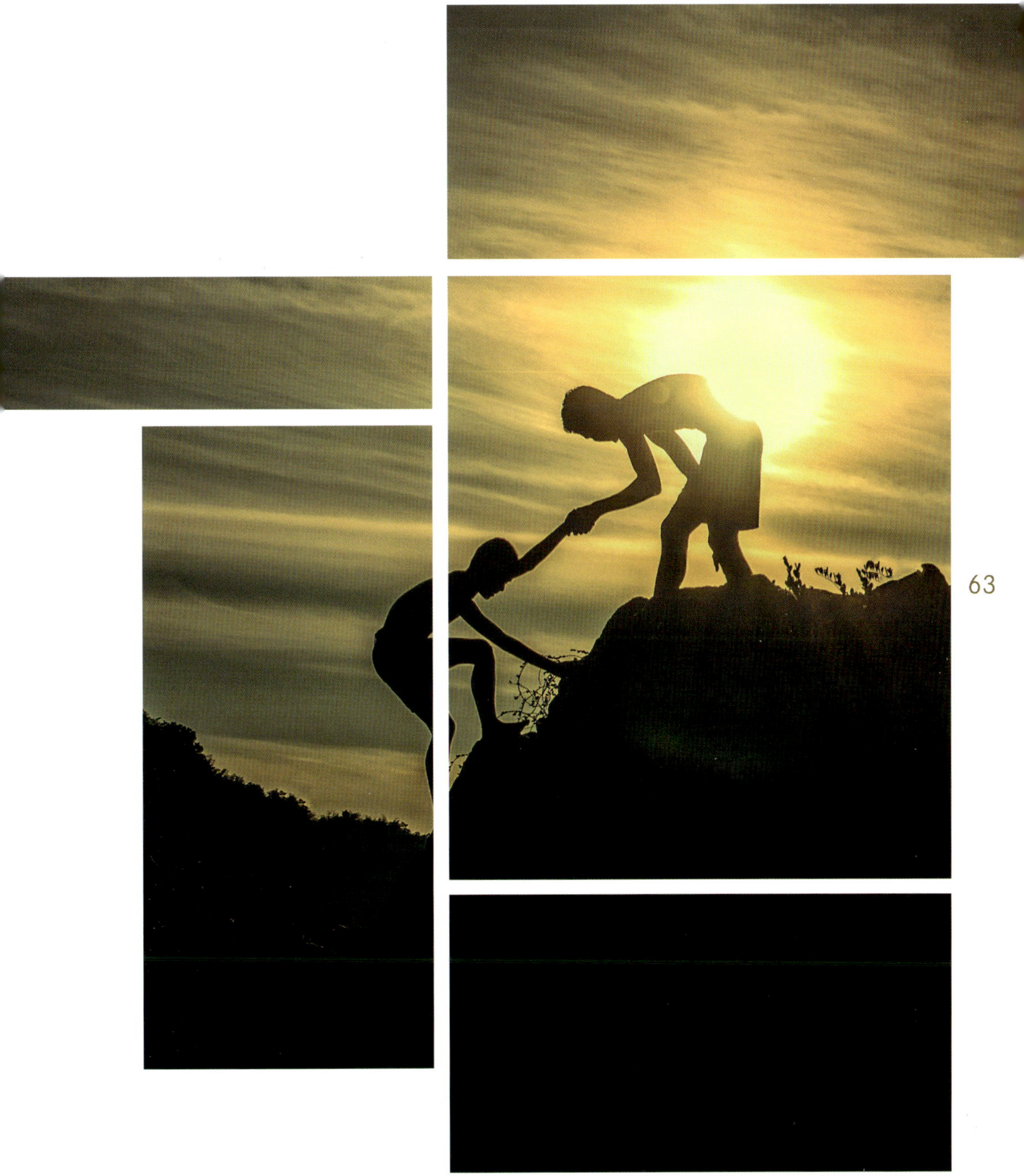

Krisen sind von deutlich wahrnehmbaren physischen und psychischen Symptomen begleitet. Was leicht übersehen wird, sind die existenziellen Auswirkungen von Krisen, die deshalb in die Tabelle (Tab. 4.1) aufgenommen sind:

Körperliche Symptome	Psychische Symptome	Existenzielle Wirkung
Zittern, weiche Knie	Fahrigkeit, mangelnde Konzentration, Desorientierung	Teilnahmslosigkeit (Isolation)
Frösteln, kalte, blasse Haut	Ängstlichkeit	Überaufmerksamkeit (Hypervigilanz)
Beschleunigte Herzfrequenz, erhöhter Blutdruck, hoher Puls	Erschreckbarkeit, Geräuschempfindlichkeit	Überwertige Selbstbeobachtung
Hektische Atmung	Rückzug, Depressivität	Überempfindlichkeit (Neurotizismus)
Durchfall, situative Inkontinenz	Reizbarkeit, Aggression	Kommunikationsstörungen
motorische Unruhe	Grübelattacken	Hilflosigkeitsgefühle

Die existenzielle Wirkung von Stress lässt Sterbende als schwierig, anstrengend, schwer kontaktierbar, abweisend erscheinen. Wortfindungsstörungen, hypersensible Reaktionen und die mangelnde Fähigkeit, angebotene Hilfe zu realisieren, lassen Betroffene dann depressiv oder demenziell verändert erscheinen. Immer ist es wichtig, wenn solche Veränderungen plötzlich auftreten, eventuelle Stressoren im Umfeld des letzten Lebens abzuklären. Was belastet den Menschen auf einmal? Möglicherweise ändert sich wenig an der äußeren Lage und der Sterbende sieht sich ihr einfachhin nicht mehr gewachsen.

Die Krisensymptome entstammen weitestgehend dem Stressrepertoire. Stress ist reaktives Verhalten auf einen bedrohlichen Auslöser. Stressreaktionen dienen evolutionär gesehen der Über-

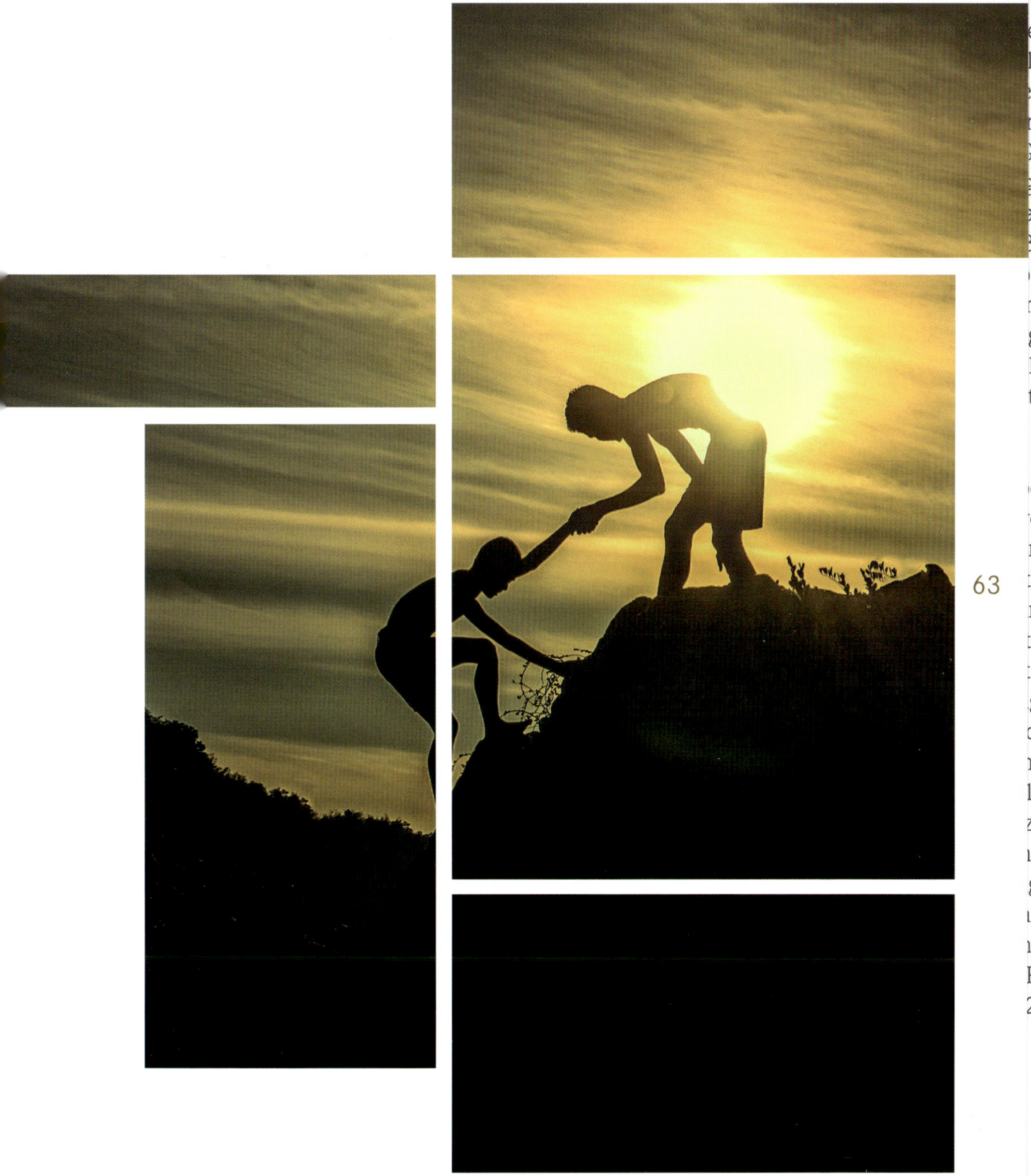

en
lö-
en:
nn
Ge-
ge-
ass
Be-
us
rn,
gt,
he
to-

ch
er-
re-
ke
nd
tel-
ten
gs-
die
nur
12,
zur
nen
ge-
m-
nen
Re-
2):

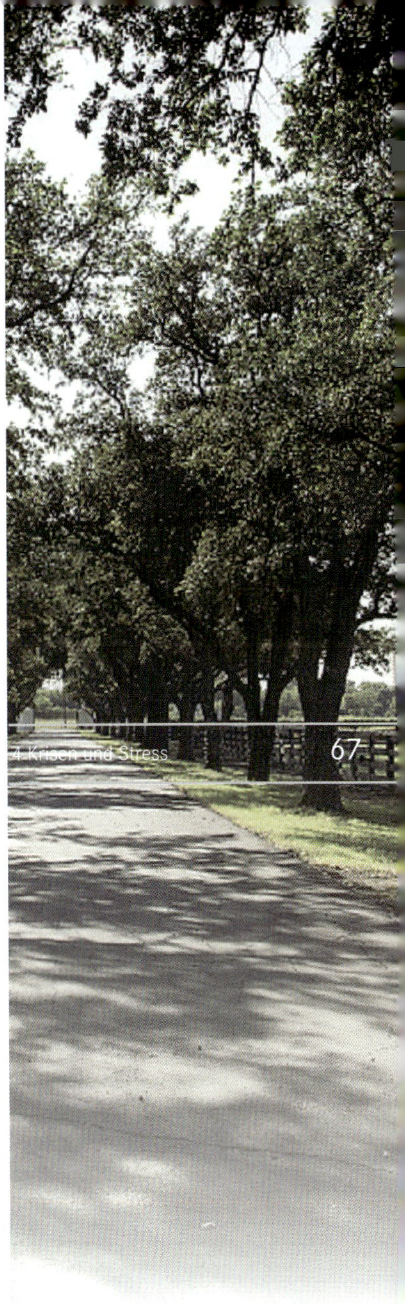

Bedrohungs-intensität	Reaktion des Bedrohungssytems	Verhalten des sterbenden Menschen	Begleitung
Gering	**Orientierungsreaktion:** • erhöhte Aufmerksamkeit • gesteigerte Reaktionsbereitschaft, Anspannung	• Akustische, optische Überempfindlichkeit • Alarmstimmung	• Sicherheit schaffen: freier Blick auf die Tür, Tür anlehnen oder geöffnet lassen, evtl. Gehhilfen bereitstellen • Verbale Beruhigung durch Erklären der Lage
Erhöht	**Stressreaktion:** • Fluchtdrang mit nachfolgendem Vermeiden der angstauslösenden Lage • Zorn als Schutzverhalten	• psychomotorische Unruhe • Bettflucht • gestörter Schlaf • Schwitzen • leichte, episodische Desorientierung	• Nähe schaffen bis zur Erstberuhigung • Sicherheitsanker (Nestlagerung, Notfallglocke, Handschmeichler) • Verbale Klärung der auslösenden Situation • Beruhigungsrituale (Nachsprechen eines Kinderreims, gemeinsames Atmen)
Hoch	**Notfallreaktion:** • Aggression (heftiger Zorn) • Erstarrung (Schockstarre, Teillähmung)	• Schreien, Schlagen • Sich-Fallen-Lassen • Lähmung	• Anwesenheit (nicht unbedingt dichte Nähe, die als Fluchtbehinderung empfunden werden kann) • Fester Halt ohne zu große Einschränkungen (Sicherer Stuhl, sicherer Sitz auf der Bettkante, sichere Lagerung) • Abfragen oder Aufzählen, was passiert ist • Erdung: Notfallglocke, Kissen, Tuch oder Handschmeichler in den Händen • Wahrnehmbare Beobachtung durch Bezugsperson

ıhrnehmbaren physischen und psy-
:et. Was leicht übersehen wird, sind
ıgen von Krisen, die deshalb in die
.men sind:

	Existenzielle Wirkung
ng	Teilnahmslosigkeit (Isolation)
	Überaufmerksamkeit (Hypervigilanz)
	Überwertige Selbstbeobachtung
	Überempfindlichkeit (Neurotizismus)
	Kommunikationsstörungen
	Hilflosigkeitsgefühle

on Stress lässt Sterbende als schwie-
ɔntaktierbar, abweisend erscheinen.
ɔersensible Reaktionen und die man-
ıe Hilfe zu realisieren, lassen Betrof-
ɜmenziell verändert erscheinen. Im-
n solche Veränderungen plötzlich
oren im Umfeld des letzten Lebens
n Menschen auf einmal? Möglicher-
der äußeren Lage und der Sterbende
ht mehr gewachsen.

.mmen weitestgehend dem Stressre-
s Verhalten auf einen bedrohlichen
ienen evolutionär gesehen der Über-

Das gemeinsame Ziel aller dieser Interventionen ist die Herstellung von Sicherheit, die zu einer Entlastung von den Symptomen führt.

Aus psychotherapeutischer Sicht erscheint es dringend geboten, vor allem wenn es zu heftigen Stresseskalationen oder gar einer Notfallreaktion kam, nach Eintreten der Beruhigung kurz mit den Betroffenen zu sprechen.

Folgende Fragen und Impulse sollte das Gespräch enthalten:

- Betonung der eingetretenen Entlastung und Gesprächsangebot: *„Sehen Sie, Sie haben sich beruhigt. Das war jetzt sehr anstrengend für Sie. Wir können gerne noch kurz darüber sprechen, was Sie erlebt haben."* Das Gesprächsangebot können Pflegende oder Begleitende nur machen, wenn wirklich einige Minuten ungestörte Zeit dafür ist. Ein unterbrochenes oder dauernd gestörtes Angebot ist für die Betroffenen schlechter als keines!
- Ordnung ins Geschehen bringen: *Was haben Sie als das Schlimmste in der Lage erlebt?* Sie lassen den Betroffenen kurz erzählen. *Was war fast genauso erschreckend für Sie wie das Schlimmste?* Der Betroffene erhält die Möglichkeit, eine weitere Erfahrung kurz zu berichten. Sie fassen zusammen: *„Wenn ich Sie richtig verstehe, dann haben Sie (1.) ... und (2.) ... als sehr schlimm erlebt."* Sie fragen weiter: *„Was hat Sie denn beruhigt?"*
- Die Beruhigung unterstützen: *„Das ist doch gut, dass Sie schließlich wieder zur Ruhe gefunden haben. Lassen Sie sich jetzt noch ein wenig Zeit für sich. Wenn Sie noch etwas brauchen, bitte, rühren Sie sich."*

Dieses etwa 5-minütige Nachgespräch ermöglicht eine erste Rationalisierung des Stressereignisses im Beruhigungssystem und beugt zunächst einmal der Pathologisierung der Stressreaktion vor.

Problematisch wird Stress dann, wenn er dauerhaft anhält. Denn das Stressrepertoire ist für Kurzzeitbedrohungen angelegt. Das nahende Sterben kann, wenn es über Wochen andauert, für den Sterbenden selbst und seine An- und Zugehörigen (Teufel, 2015, S. 79ff.) zur Herausforderung werden. Bedrohung und Gefährdung seiner „Lebensmittel" umgeben den Schwersterkrankten ständig und sensibilisieren sein „Objekterkennungssystem“ (J. Kuhl), das überlebensnotwendige Gefahrenradar, das alle Details wahrnimmt, „die nicht mit seinen Erwartungen übereinstimmen“ (Ritz-Schulte, Schmidt & Kuhl, 2008, S. 37). Zugleich aktiviert es einen vorsichtigen, kontrollierenden Affekt, also die grundsätzliche Bereitschaft für Alarm. Ist die Beziehung zu den Ressourcen bereits eingeschränkt, erhöht das die Stressanfälligkeit des Leidenden und führt zu einem frustrierten, depressiv-resignativen Habitus und panischer Unruhe. Der Leidende wird unleidlich mit sich selbst und anderen. Der Zugriff auf sein Beruhigungssystem ist unterbrochen, so dass die Selbststeuerung schwerfällt. Was der Betroffene in sich selbst nicht mehr leisten kann, muss ihm von außen ermöglicht werden. Das Bedürfnis nach Sicherheit und Halt kann durch die Beruhigung der Umgebung hergestellt werden. Kommunikativ wichtig ist es, den Wunsch nach Sicherheit durch Vorschläge und Angebote zu umschreiben. Durch die Auswahl wird dem Betroffenen deutlich, dass kompetente Hilfe zu erwarten ist. Gleichzeitig steht die Wahl der Mittel in seiner Verantwortung.

Die Angebote werden langsam, schrittweise, gegebenenfalls wiederholt verbalisiert, so dass der Betroffene sich darauf einlassen kann:

- Sie wirken voller Angst und ganz niedergeschlagen auf mich. Was tut Ihnen jetzt gut?
- Dass jemand da ist?
- Dass die Tür offen bleibt?
- Dass sie sich an etwas festhalten können?
- Ein wenig Musik? – Ein Kissen?
- Soll der Besuch sich zurückziehen? – Dann verabschieden wir Ihren Besuch gemeinsam.

Der Sterbende entscheidet sich möglicherweise für keinen der Vorschläge. Jetzt werden begleitend zur Versprachlichung Angebote getestet:

- Ich gebe Ihnen zuerst einmal ein frisch aufgeschütteltes Kissen, nehme die Decke von Ihren Beinen weg und lege sie ganz leicht hin.

- Ein Glas Wasser, ein Schluck Tee wird Ihnen gut tun. Wollen Sie? (Das Getränk wird tatsächlich gereicht.)
- Nehmen Sie mal die Rolle (Handtuchrolle, Hansel etc.) in die Hand. Das tut gut, etwas Halt zu haben?

Durch die Benennung dessen, was getan wird, erhält der Betroffene von außen Kontrolle über die Lage. Zugleich wird die Situation versachlicht. Die affektiven Äußerungen können distanziert werden. Der gedankliche Fokus wird durch die Verbindung von Sprechen und Tun, das in etwa synchron sein sollte, auf die entstehende Stabilität und Sicherheit gelenkt. Dadurch wird das Bedrohungssystem langsam zurückgenommen. Das Beruhigungssystem übernimmt wieder die Regie. Sind die Symptome weitestgehend abgeflaut, ist es sinnvoll, die Lage noch einmal anzusprechen:

- Da hat Sie etwas schwer mitgenommen. Vielleicht mögen Sie mit jemandem über das Gefühl sprechen? Was war denn am schlimmsten an der Lage?

Wer eine Ordnung herstellen kann, der vermittelt sich selbst das Gefühl, Herr der Lage zu sein. Ziel der Intervention ist also nicht nur die Beruhigung, sondern auch der Kontakt zum Selbstmitgefühl des Sterbenden.

Die verbale Hierarchisierung der Ereignisse verstärkt die Distanz zu den belastenden Erlebnissen

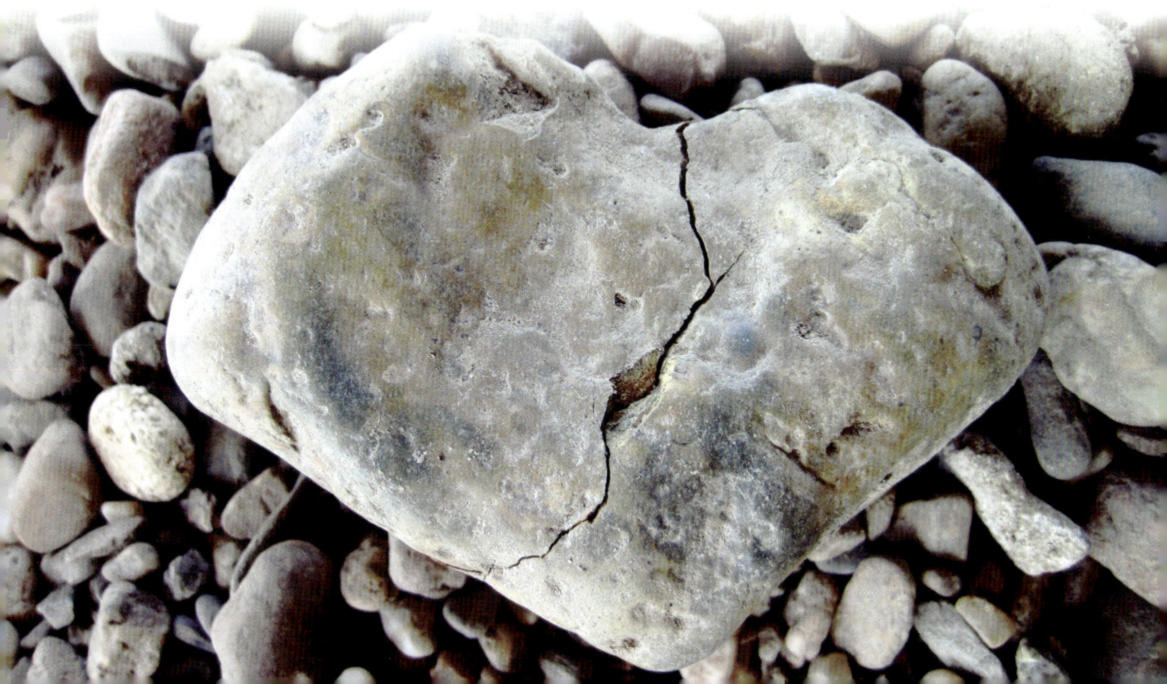

4.1 Selbstmitgefühl und die „zweiten Pfeile der Selbstkritik"

Ein krisenerhaltender Aspekt des Verhaltens des Sterbenden zu sich selbst wird gerne übersehen, die entwertende Selbstkritik. Kehren wir noch einmal zum Beispiel auf Seite 21f. zurück. Die dort geschilderte Dame erlebte sich als wertlos, unnütz und verzweifelte darüber. Die Verunsicherung und der Ärger angesichts der zunehmenden Veränderungen, der Hilfsbedürftigkeit und erlebten Abhängigkeit in den vielen Selbstverständlichkeiten des Alltags ist nachvollziehbar. Das sind die Herausforderungen, vor die das letzte Leben den Menschen bringt, gleich wie alt er ist, gleich wie umsorgt er ist. Das ist im bereits dargestellten Modell der zwei Pfeile (Siehe S. 60) der erste Pfeil, den das Leben auf den Menschen abschießt. Dieser erste Pfeil ist eine Tatsache, an der nichts zu ändern ist. Den Pfeilen des Leides kann der Mensch nicht entgehen (Halifax, 2014, S. 121).

„Aber dann fügen wir ihnen noch unsere Reaktionen hinzu. Diese Reaktionen sind ‚zweite Pfeile' – diejenigen, die wir selber werfen. Der größte Teil unseres Leidens entsteht durch zweite Pfeile."
(Hanson & Mendius, 2012, S. 68)

Blicken wir kurz auf das Beispiel: Dass der Hospizgast schwerst krank ist und sich auf dem Weg durch das letzte Leben befindet, ist der erste Pfeil, die unabänderbare Tatsache, die er nicht freiwillig gewählt hat. Dass er sich in der Lage als „wertlos" empfindet und zu nichts mehr tauglich und sich das ständig vorhält, mit dieser abwertenden Selbstkritik überzieht er sich selbst. Die Geschichten über das Leid haben oft mit solchen Abwertungen und unbarmherzigen Selbstverurteilungen zu tun. Die Achtsamkeitspsychologin K. Neff schreibt dazu: „Die meisten selbstkritischen Gedanken sind eine Art innerer Dialog, andauernde Kommentare und Einschätzungen unserer Erfahrungen. Weil dieser innere Dialog keiner sozialen Kontrolle unterliegt, machen wir uns dabei oft auf besonders brutale Weise fertig" (Neff, 2012, S. 40). Das ist ein lebenslang und intensiv trainiertes Verhalten, das verschiedenste Ausdrucksformen kennt. Hier sind

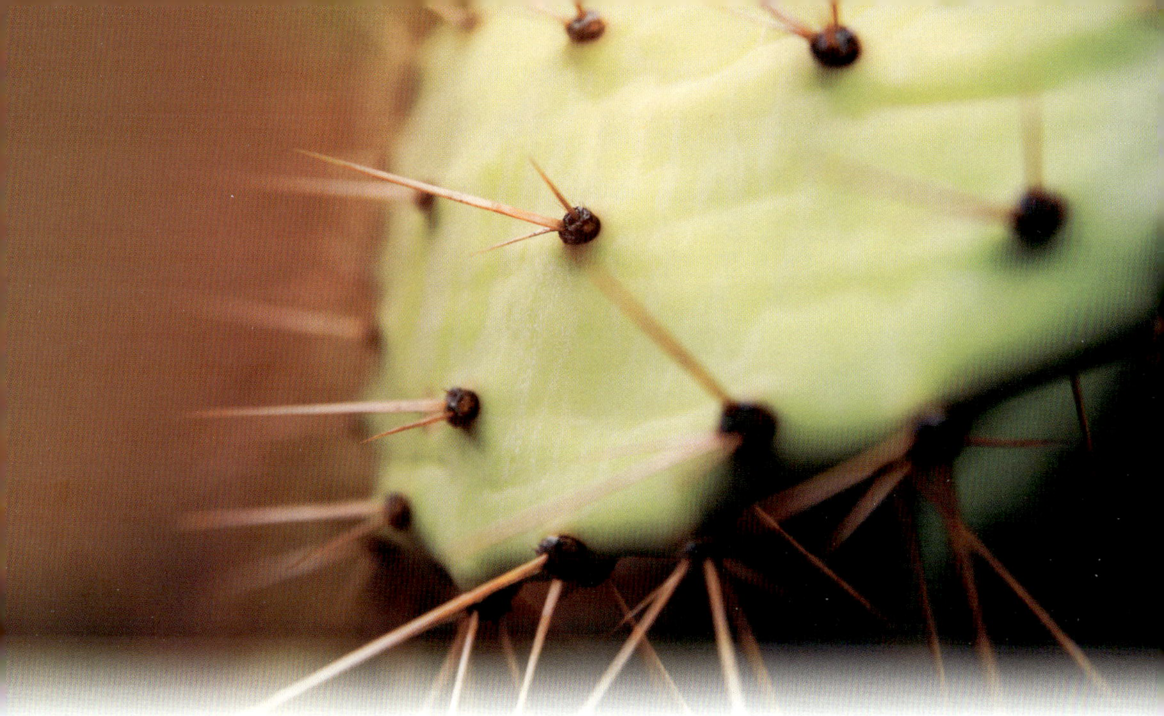

die wichtigsten, die auch bei Menschen im letzten Leben anzutreffen sind, zusammengestellt:

- „Ich sollte (muss) besser sein als andere": Leistungsorientierung und Selbstaufwertung notfalls auch auf Kosten der anderen (Abwärtsvergleiche) dienen dazu.
- „die Verantwortung für mich und Ereignisse auf andere abwälzen": Partner, Eltern, Kollegen, Umstände, Strukturen sind für unser Fehlverhalten verantwortlich (Projektionen).
- „der Kritik durch andere zuvorkommen": Anpassung an die Situation und steter Impuls zum Perfektsein werden durch innere Selbstkritik als Erziehungsmittel erzwungen.
- „alles im Griff haben": Selbstkritik wird als Mittel der Selbstkontrolle eingesetzt, also sich selbst klare Grenzen zu setzen und die Einhaltung zu kontrollieren, sowie Verstöße zu sanktionieren. (Neff, 2012, S. 45ff.)

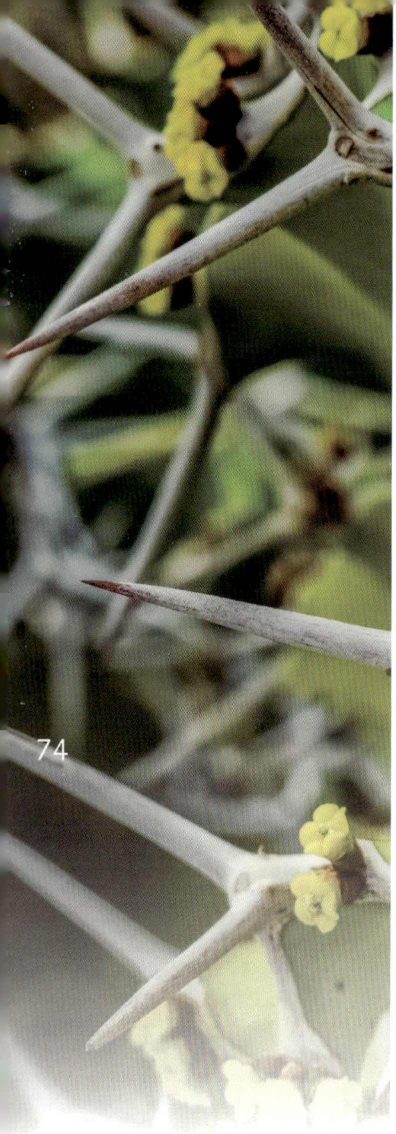

Eine sinnvolle Übung ist es, zu den vier Punkten Äußerungen zu sammeln, die von Patienten im letzten Leben stammen und mit Abwärtsvergleichen und Selbstaufwertung, Projektion der Verantwortung, Selbstkritik als Schutz vor Fremdkritik und Selbstkontrolle zu tun haben. Dann wird rasch deutlich, wie die Betroffenen ihre Krisen aufrechterhalten. Die fortwährende Selbstabwertung, aus welchem Grund auch immer, wirkt sich im letzten Leben fatal aus: Die Lebensbilanz scheint eine einzige Bestätigung der schlechten Seiten der Persönlichkeit oder des Lebens des Sterbenden zu sein. Das verstärkt die frustrierende und depressionsfördernde Selbstwahrnehmung. Gleichzeitig lässt das auch die wohlgemeinten Freundlichkeiten, Ermutigungen, Bestärkungen der pflegenden und begleitenden Menschen, die den Sterbenden umsorgen, ins Leere laufen.

Was ist zu tun?
Das Ziel aller folgenden Anregungen ist es, das Selbstmitgefühl der Betroffenen zu fördern.

Was ist Selbstmitgefühl? Es ist das mitfühlende Verhalten, das Menschen sich selbst entgegenbringen.

Drei Aspekte kennzeichnen es nach K. Neff (2012, S. 59):

- Freundlichkeit sich selbst gegenüber statt Selbstkontrolle
- Verbundenheit mit den Menschen statt isolierender Überlegenheit
- Achtsamkeit als gleichgewichtige Wahrnehmung aller Phänomene unseres Lebens statt Fokussierung von Einzelheiten

Mitgefühl unterscheidet sich von Mitleid. Wer mitleidet, der schultert das Leid des anderen und damit auch dessen Verantwortung dafür, auf sinnvolle Weise mit dem Leid leben zu lernen. Wer mitfühlt, der lässt dem anderen sein Leid und versucht, ihn bei der Gestaltung des Lebens mit dem Leid aufmerksam zu unterstützen. Wer mit sich selber fühlt, der kann auf den Schmerz des Leidens blicken und auf sich als den, der trotz dieses Schmerzes lebt. (Neff, 2014, S. 140)

Selbstmitgefühl ist auch etwas anderes als Selbstwertgefühl. Selbstwertgefühl umfasst die positive Selbsteinschätzung des persönlichen Wertes. Es orientiert sich an dem, was den einen vom anderen an individueller Qualität unterscheidet. Selbstwertgefühl gewinnen Menschen deshalb oft durch Vergleich mit anderen oder durch die Anerkennung seitens anderer. Wer mit sich fühlt, der geht freundlich mit sich um, weil er ein Mensch ist, nicht weil er etwas besonders gut kann oder weil er anders ist als die übrigen (Neff, 2014, S. 142). Selbstmitgefühl beruht auf dem Gefühl der „Verbundenheit mit dem Strom des Lebens“ wie es der Psychologe P. Gilbert bildhaft formuliert (Gilbert, 2011, S. 47ff.). Insofern ist es ein evolutionär gesehen grundlegendes Gefühl des Menschen (Gilbert, 2011, S. 41).

Selbstmitgefühl bedeutet auch nicht, sich selbst zu verwöhnen. Wer freundlich zu sich selbst ist, muss das nicht durch strenge Selbstkontrolle wettmachen. „Irgendwie gibt es die Vorstellung, dass strenge Selbstkritik wirksamer motiviert, als wenn man sich mit aufbauender Unterstützung nährt und Mut macht.“ (Neff, 2014, S. 141) Mitgefühl mit sich selbst öffnet die Augen für die Bedürfnisse, die Notwendigkeiten und Pflichten sich selbst gegenüber, macht mit den Freiräumen vertraut und erschließt die Schwächen und Fehler. Es ist nicht nachsichtig, sondern umsichtig.

Wie können Sterbende zu Selbstmitgefühl ermutigt werden?

~ **Verzicht auf Selbstbewertungen einüben:**
  Während der Pflege wird der Unmut über die eingeschränkte Mobilität und die damit verbundene Ungeschicktheit entdeckt. Der Patient beschimpft sich selbst. Sie greifen das Urteil verwandelt auf: „Und wenn Sie zu sich sagten: Komm, sei ein wenig geduldiger mit dir. Immer wenn sich ein kritisches Wort aufdrängt, schließen Sie rasch den Mund. Und nach ein, zwei Atemzügen sagen Sie dann: Komm, sei ein wenig geduldiger mit dir. Wollen Sie's gleich ausprobieren?“ - Manchmal hilft auch eine kleine Embodimentübung: Sie hören die Selbstabwertung und sagen zum Patienten: „Versuchen Sie statt des bösen Wortes gegen sich, sich einfach mal zuzulächeln - zwei, drei Atemzüge lang. - Wie fühlt sich das an, wenn Sie sich anlächeln?“

- **An das Wertvolle denken:**
  Stellen Sie zur Begrüßung eines Patienten am Morgen oder beim Pflegeschichtwechsel die Frage: „Was war denn heute schon gut für Sie?" Wahrscheinlich hören Sie eine „Ja, aber"-Antwort. Lassen Sie nicht locker: „Zählen Sie einfach auf, was schon gut war für Sie heute. Bestimmt fällt Ihnen etwas ein." Irgendwann kommt eine konstruktive Antwort. Sie greifen die Antwort auf: „Meist ist's nichts Besonderes, was schon gut war. Deswegen ist's wichtig, es sich selbst immer wieder zu sagen: Das war jetzt echt gut." – Oder Sie vereinbaren mit der Beschäftigungspflege, dem Ergotherapeuten oder einer anderen Fachperson mit etwas längerer Verweildauer beim Patienten, eine Perlenschnur der guten Momente aufzureihen. Für jeden guten Moment (Schlaf, Schmerzarmut, veränderte, entlastende Lagerung, Pflegebad, kleiner Ausflug, ein gutes Wort oder ein liebevolles Lächeln) wird eine Papierblüte, eine Holzperle oder ähnliches auf eine Schnur gereiht. Meist sind die Betroffenen erstaunt, was sich da ansammelt. Die „Perlenschnur der guten Momente" kann auch eine tröstende Erinnerung für die trauernden Angehörigen nach dem Tod sein.
- **Der freundliche Gedanke an sich selbst:**
  Es kann zum Morgen- oder Abendritual werden, dass bei den ersten oder letzten Begegnungen mit dem Patienten am Tag dazu ermuntert wird: „Schenken Sie sich einen freundlichen Gedanken für den heutigen Tag oder die heutige Nacht. Verweilen Sie zwei, drei Atemzüge lang bei ihm. – Wenn Sie mögen, dann erinnern Sie den freundlichen Gedanken noch einmal während des Tages oder der Nacht."
- **Die Achtsamkeit fördern:**
  Immer wieder, vor allem in schweren Situationen, können Sie dem Betroffenen geduldig erklären: „Der Gedanke an den Schmerz ist selbst nicht schmerzlich." Oder: „Der Gedanke an das Sterben ist nicht das Sterben." Oder: „Der Gedanke an den Tod ist nicht der Tod selbst." Diese Formel entstammt der Achtsamkeitspsychologie (Kabat-Zinn, 2013a, S. 17ff.). Sie ermutigt dazu, das Beängstigende, Ärgerliche, Verzweifelte anzuschauen und zu denken. Es wird in der Formel zwischen dem Ereignis und dem Gedanken über das Er-eignis unterschieden.

Einsichtig soll werden: Der Gedanke ist nicht das Ereignis. An den Tod denken ist nicht tot sein. An den Schmerz denken ist nicht Schmerzen spüren. Die scheinbare Verbindung zwischen Gedanke und Ereignis wird gelöst, so dass das Schwere im Leben, ja das Leben selbst anschaubar und denkbar wird. Damit verliert das Belastende seine Macht über den Betroffenen.

- **Ansehen gewähren:**
  „Wer andere ansieht, schenkt ihnen Ansehen", schreibt der Psychotherapeut U. Böschemeyer (2003, S. 127). Das können Sie immer: den Menschen, den Sie begleiten oder pflegen, anzuschauen. Was sagt er mir mit seinen Augen, seinen Händen, seinen Gesten, seiner Haltung? Wie kann ich darauf eingehen? Welche Antwort fällt mir auf sein Wort ein? Welche Geste greift seine Geste auf? Wie schenke ich ihm einen Blick zurück? Wie wichtig der Kontakt zum Menschen ist, darauf kommen wir später noch einmal zurück (Siehe S. 79ff.).

Das Selbstmitgefühl lässt den Sterbenden allmählich seine „zweiten Pfeile der Selbstkritik" zerbrechen, bevor er sie auf sich abschießt. Dadurch verringert er selbst die krisenerhaltenden Faktoren. Das kann eine wichtige, das letzte Leben stützende Rückmeldung sein: Er kann aktiv zur Selbstberuhigung beitragen.

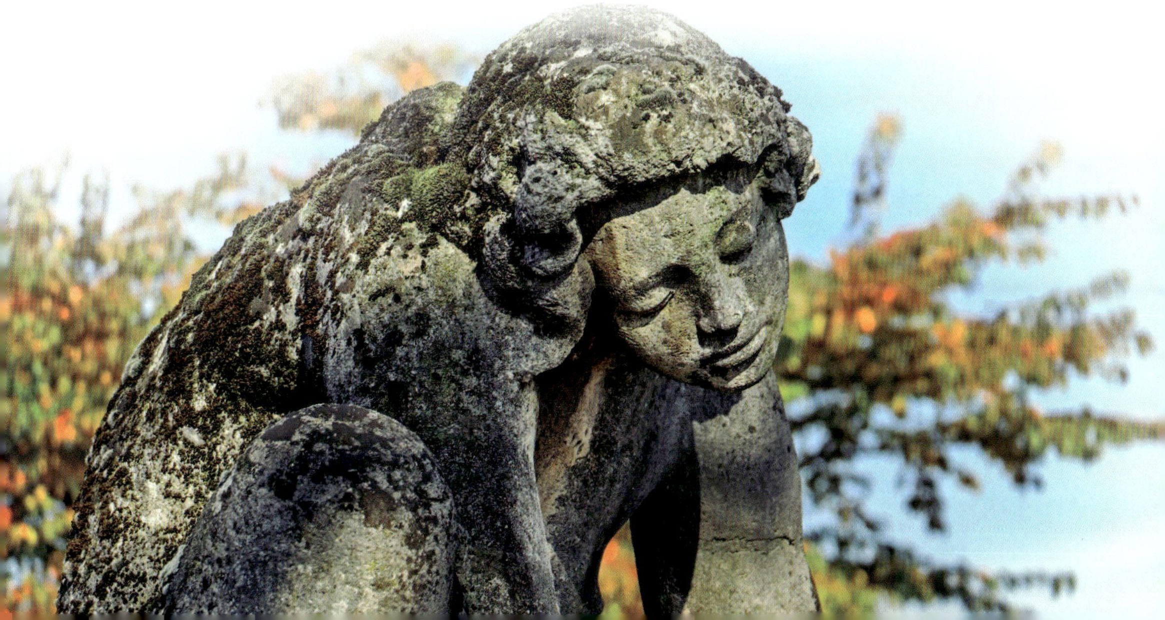

4.2 Zuversicht den Ressourcen gegenüber

Der Psychologe S. Hobfoll untersuchte viele Helfer nach dem Attentat vom 11. September 2011 in New York. Er fragte sich, wie ein erheblicher Teil der Helfer die schlimmen Bilder verarbeiten konnte und was andere schwer erkranken ließ. Die Ergebnisse wurden in der „Theorie der Ressourcenerhaltung" (Allwinn, 2010, S. 90) zusammengefasst. Hobfoll definiert belastenden Stress „als eine Reaktion auf die Umwelt, in der (1) der Verlust von Ressourcen droht, (2) der tatsächliche Verlust von Ressourcen eintritt, oder (3) der adäquate Zugewinn von Ressourcen nach einer Ressourceninvestition versagt bleibt." (Hobfoll & Buchwald, 2004, S. 13) Der dritte Teil der Aussagen zum Stress erscheint für die palliative Lage wichtig: Dem Sterbenden scheint die zentrale Ressource, nämlich seine Lebensfähigkeit, unwiederbringlich zu schwinden. Sie kann er nicht mehr regenerieren. Die Endlichkeit des Lebens scheint zum unaufhebbaren Stressfaktor geworden zu sein.

Das zweite Ergebnis der Forschungen Hobfolls besteht darin, dass das soziale Netzwerk wesentlich für einen guten Zugang zu den eigenen Ressourcen ist. Die intakte und belastbare Bindung zu einer einzigen Person reicht als Netzwerk aus, um die Zuversicht in den Ressourcenerhalt für die letzte Zeit des Lebens zu stabilisieren. Studien zur „Partnerschaftlichen Bewältigung einer Krebserkrankung" (Schulz & Schwarzer, 2004, S. 121–138) ergeben: Bei älteren (67+) Tumorpatienten, denen es (oft) gelingt, soziale Netzwerke auch über eine längere Zeit aufrechtzuerhalten, bleiben „Lebenszufriedenheit und subjektives Wohlbefinden konstant oder verbessern sich noch" (Schulz & Schwarzer, 2004, S. 123). Über alle Altersgruppen (55–67+) hinweg lässt sich nachweisen, dass die Verfügbarkeit der oben genannten „Lebensmittel" nicht von der Größe, sondern von der Qualität des Netzwerkes abhängt (Schulz & Schwarzer, 2004, S. 131ff.). Oft genügt die Bindung zu einer vertrauenswürdigen Bezugsperson als soziale Ressource für die Erhaltung der Resilienz.

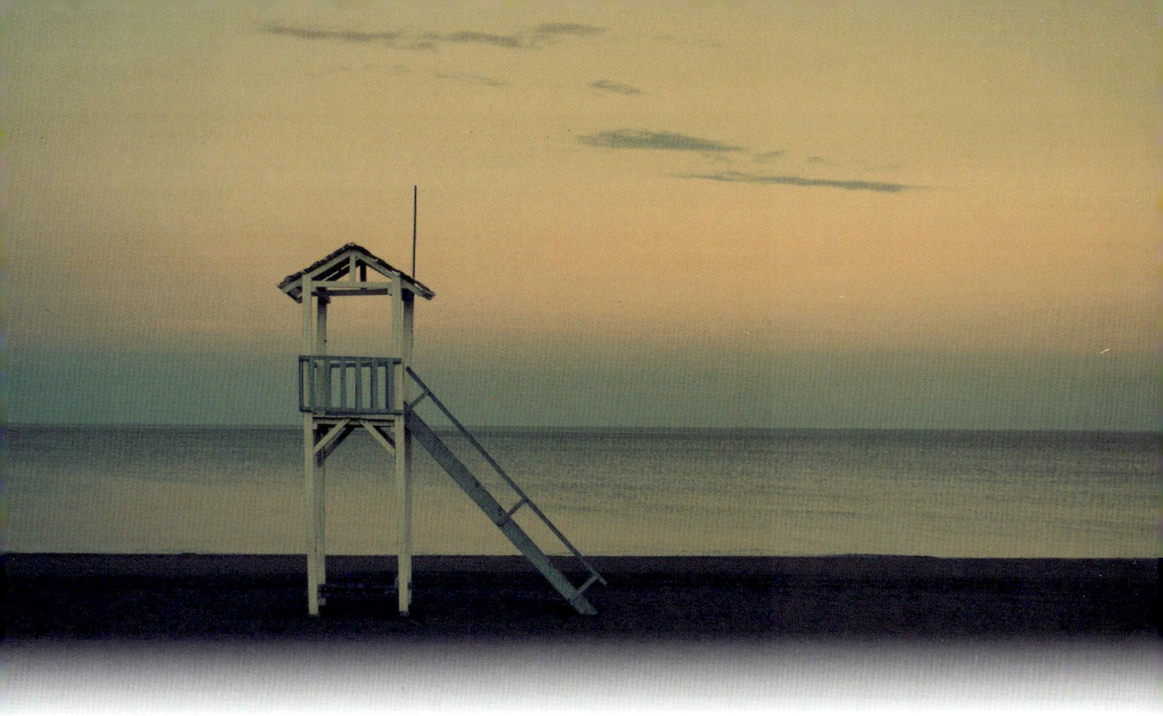

Für die Palliative Care bedeutet dies: Intakte Netzwerke, in die sich auch die Pflegepersonen, Therapeuten und Ärzte integrieren, wirken präventiv gegenüber Stressanfälligkeit. Zugleich stellen sie eine bedeutsame Ressource für die Stressbewältigung in Krisen dar.

Die sog. Prä-Therapie (Prouty, Pörtner & van Werde, 2011), die auf der Kontaktfähigkeit und -bereitschaft des Patienten aufbaut, zeigt, dass „In-Kontakt-Sein" den Menschen in eine Berührung mit sich selbst bringt (Selbstmitgefühl). Das erscheint gleichermaßen für die Pflege und die Begleitung wichtig. Pflege und Begleitung ereignen sich in der Begegnung. Sie unterstützen damit naturgemäß die Bindungserfahrungen, in denen der Betroffene Sicherheit und Bedürfniserfüllung erlebt. Bedingung von Begegnung ist das „In-Kontakt-Sein" der Pflegeperson mit dem Patienten. Jeder Kontakt ereignet sich in drei Dimensionen:

- Der **„Realitätskontakt"** vollzieht sich in der „Wahrnehmung der ‚Welt', insbesondere von Menschen, Orten, Dingen und Ereignissen" (Prouty, Pörtner & Werde, 2011, S. 36). Im Gespräch über Ereignisse in der Pflegestation oder auch in Politik, Ortsgeschehen, durch Hinweise auf die Zimmerumgebung (Blumen, Bilder, Veränderungen), Erklärung von Pflegemitteln und -handlungen trainieren Pflegepersonen die Realitätsdimension der Patienten.
- Der **„affektive Kontakt"** ereignet sich in der „Wahrnehmung von Stimmungen, Gefühlen und Emotionen" (Prouty, Pörtner & Werde, 2011, S. 36). Gerade in krisenbedrohten Situationen schenkt die Verbalisierung der Affekte die Möglichkeit, sich über die Stimmungen zu verständigen. Fragen Sie nach, wo denn die Gefühle besonders gespürt werden (Kopf, Herz, Bauch), in welchen Organen, Gliedmaßen und vitalen Funktionen sie erlebt werden (Arme, Beine, Atmung, Herzfrequenz, Magen ...). Allein das schafft Distanz (Selbststeuerung) und verstärkt den „Kontakt mit dem Selbst" (Prouty, Pörtner & Werde, 2011, S. 36) des Patienten.
- Der **„kommunikative Kontakt"** ermöglicht es, „Welt und Selbst, wie wir sie wahrnehmen, gegenüber anderen sinngemäß zu Ausdruck zu bringen." (Prouty, Pörtner & Werde, 2011, S. 37) Er ereignet sich in der Sprache, aber auch in Zeichen und Symbolen, die zum Verhaltensrepertoire des Patienten gehören. Sie in Sprechsprache zu übersetzen ermutigt den Leidenden zur kognitiven Auseinandersetzung mit seiner Lage.

Pflegende sollten also sehr achtsam, zugleich klar und authentisch mit den Bedürfnissen des Menschen im letzten Leben umgehen. Es ist wichtig, Bedürfnisse wahrzunehmen, ihnen eine Sprache zu verleihen. Dennoch müssen die Bedürfnisse ganz die des Sterbenden bleiben. Begleiter üben sich deshalb immer wieder „in der Kunst des Nichthelfens": „Manchmal besteht die Kunst darin, gerade nicht zu helfen, achtsam abzuwarten und nichts zu tun." (Pfeifer-Schaupp, 2010, S. 127) Kontakt in der gerade beschriebenen Weise verstärkt die Zuversicht des Sterbenden, dass er nicht nur die Mittel zum Leben hat, sondern dass sich ihm auch die Mittel zum Sterben erschließen werden.

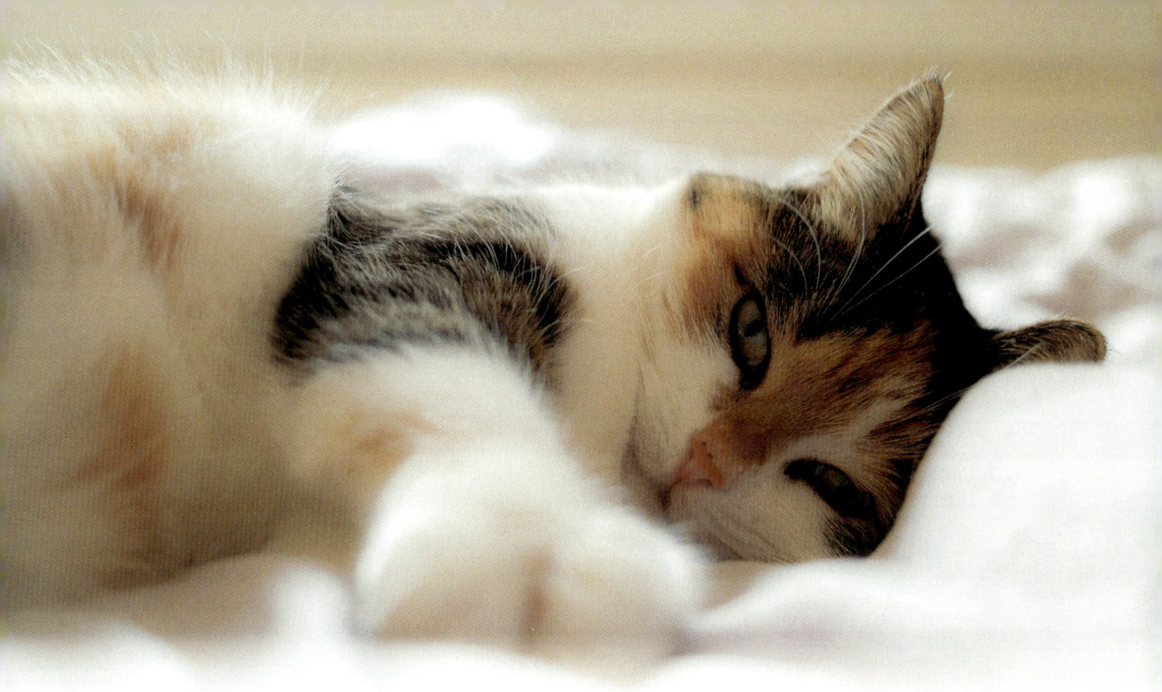

Eine schwerkranke Patientin mittleren Alters befindet sich in der finalen Phase. Sie ist unruhig, stöhnt, obwohl sie gut schmerzversorgt ist, zeigt viele Zeichen eines schweren Ringens um Leben und Tod. Sie ist allein. Ihrem vor vielen Jahren geschiedenen Mann hat sie ausdrücklich den Zutritt zu ihrem Krankenbett verboten. Andere An- oder Zugehörige sind nicht da. Beruhigende Angebote helfen ihr nicht. Eine Hospizbegleiterin, der Psychotherapeut, Pflegende sind da. Jemand im Pflegeteam erinnert sich, dass die Dame oft von ihrem Kater erzählte, der ihr ans Herz gewachsen war und jetzt von Nachbarn betreut wurde. Sicher gehört er zu den wichtigen Ressourcen im Leben der Patientin. Als er in ihr Bett gelegt wird und sie ihn spürt, beruhigt sie sich und kann ihr Leben nach einiger Zeit ausatmen.

In-Kontakt-Sein dürfte die zentrale Grundlage für die Zuversicht in die Ressourcen des letzten Lebens darstellen. Darin gewinnt der Betroffene das Gefühl, dass er sich auf die Umsorge verlassen kann. Kontakt kann auch einen krisenberuhigenden Perspektivenwechsel von der Hilflosigkeit zur Hilfsbedürftigkeit (Riedel, 2017, S. 26f.) fördern.

Nonverbal können dabei Bilder oder vereinbarte Zeichen zu einer Sprache werden, deren Grammatik und Gebrauch behutsam erlernt werden muss. Ermutigen Sie den Sterbenden, jene auch zu verwenden. Er braucht Lernzeit, um zu erkennen, dass die Zeichen nicht seine Hilflosigkeit ausdrücken, sondern dass er damit seinen Bedürfnissen Sprache verleihen kann. Deshalb gehören zu den evtl. angebotenen Bedürfniskarten auch jene, auf denen „Danke!“, „Das tut gut!“, „Es genügt.“ steht – als Ausdruck der Selbstbedürfnisse, in denen Selbstachtung, Selbstwert, Würde formuliert werden.

Nach Chr. Longaker (2012, S. 42–51) kann eine Liste personaler Bedürfnisse in der palliativen Lage so aussehen:

~ „Ich muss über meine Gedanken und Ängste sprechen.“
~ „Weißt du, dass ich mich fürchte, meine wahren Gedanken und Gefühle auszudrücken?“
~ „Ich möchte, dass du mich als vollwertigen Menschen betrachtest und mich nicht auf eine Krankheit oder eine Tragödie reduzierst.“
~ „Deine Aufrichtigkeit brauche ich jetzt mehr als alles andere.“
~ „Wenn wir nicht offen miteinander reden, sondern uns weiter voreinander verstecken, wird bei jedem deiner Besuche die Spannung unausgesprochen in der Luft hängen.“
~ „Bitte lass mich meine Fehler eingestehen und mich entschuldigen.“
~ „Kannst du mir in die Augen schauen, wenn du mein Zimmer betrittst?“
~ „Sprich direkt mit mir, statt über meinen Kopf hinweg oder als wäre ich nicht im Raum.“
~ „Ich brauche deine Liebe und deine Bestätigung zu allen Zeiten.“
~ „Ich brauche Hilfe, um über mein Leben nachzudenken und mir einen Reim darauf zu machen.“
~ „Hilf mir, Bilder vom Tod zu finden!“

Im Kontext der Aufnahmephase oder validierender Biographiearbeit wird es sinnvoll sein, mit den Sterbenden und deren An- und Zugehörigen eine Liste solcher auch gemeinsamer Bedürfnisse zu erarbeiten. Einerseits ermöglicht das die Individualisierung der Umsorge; andererseits schafft das erarbeitete Interesse Vertrauen zwischen allen Beteiligten.

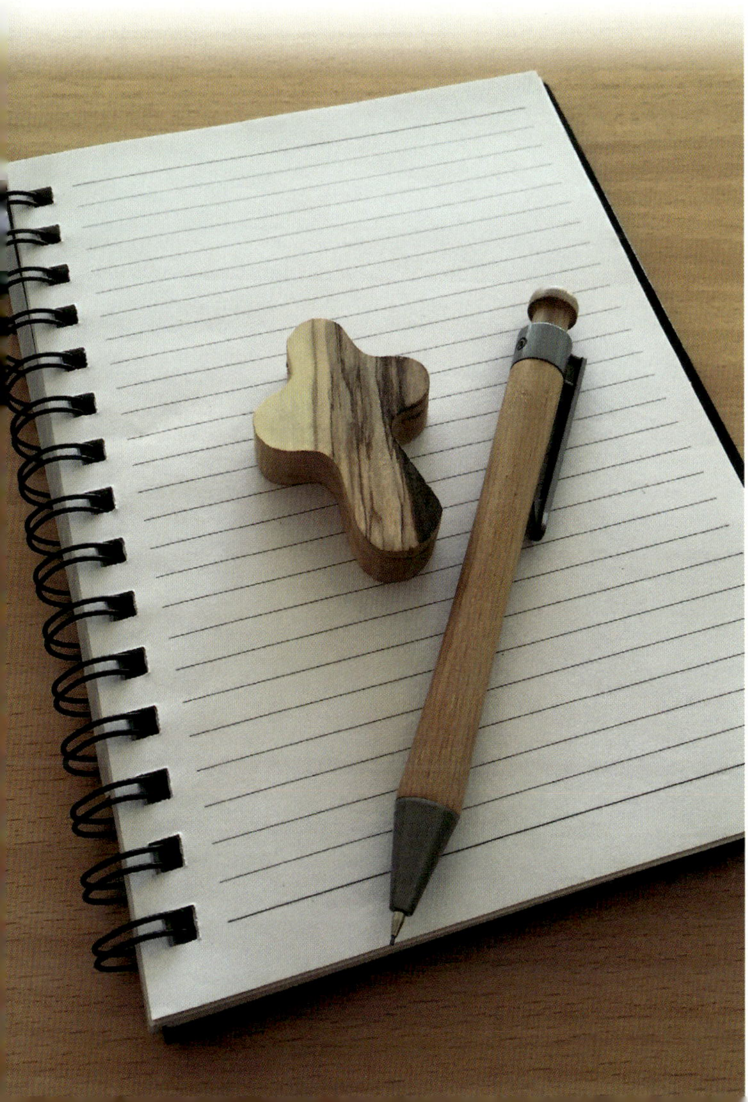

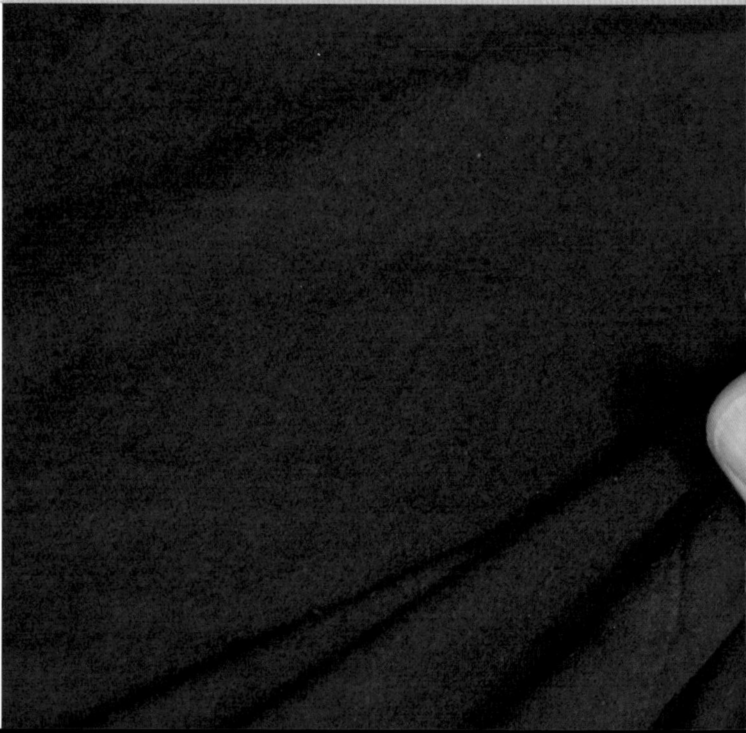

Kapitel 5

Bindung und Krisen

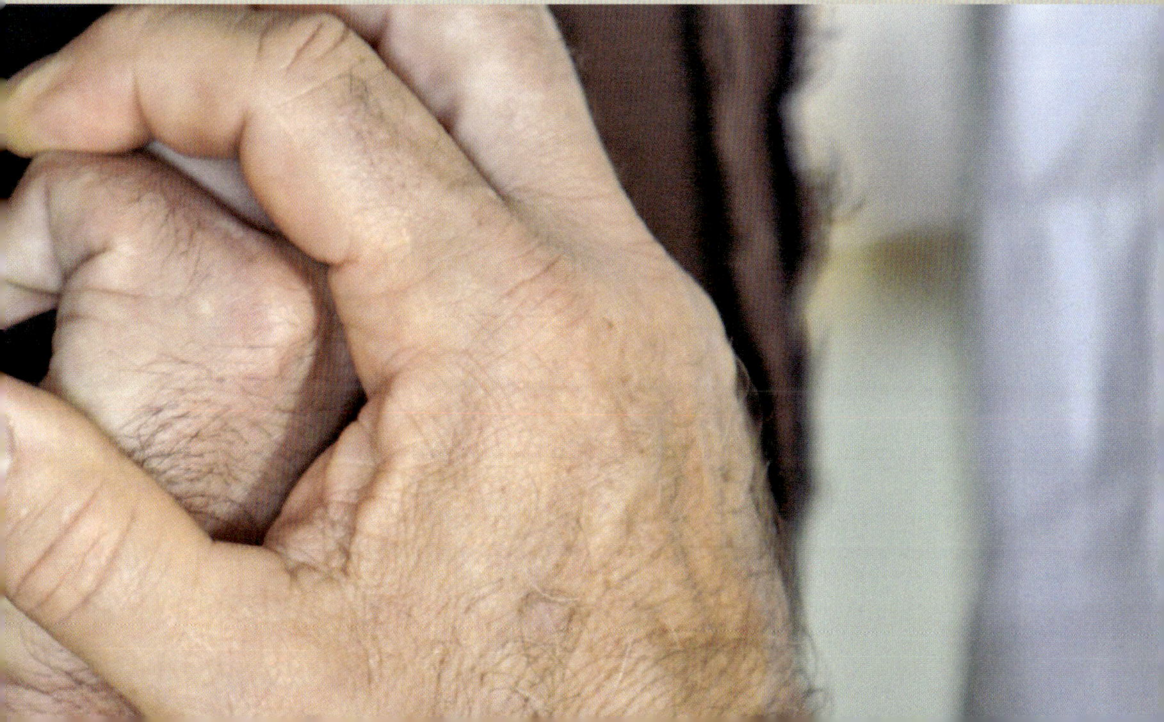

5 Bindung und Krisen

Sterben bedeutet Abschied. Der Sterbende verabschiedet sich von seinem Leben. Menschen leben vom ersten Augenblick ihrer pränatalen Existenz in Bindungen. Das natürliche Symbol dafür ist die Nabelschnur. Wer stirbt, löst also auch die Bindungen zu denen, von denen er lebte, mit denen er sein Leben teilte, trotz derer er lebte. Er lässt die zurück, die im Leben bleiben. Manche Sterbende erleben sich schon zu Lebzeiten isoliert, als ob sie im Leben derer, denen sie sich verbunden fühlen, nicht mehr vorkommen.

Bindung, also das Bedürfnis nach Kontakt, und Bindungsverhalten, die Strategien für die Gestaltung von Bindung, sind damit ein natürliches Thema in der Sterbebegleitung. Es geht im folgenden Gedankengang um

- die Wichtigkeit von Bindung und Bindungsverhalten in der Sterbesituation,
- die Bindungsstile und ihre Wirkung auf die begleitende Begegnung,
- die Gestaltung von Kontakt und Bindung in der Begleitungsarbeit.

Der englische Psychologe John Bowlby (1907–1990) entwickelte eine komplexe psychologische Theorie menschlicher Bindung. Er unterscheidet darin zwischen der Bindung und dem Bindungsverhalten. Das dem Menschen natürliche Bedürfnis nach Bindung führt zu Verhaltensweisen, in denen Bindung gelebt wird. Das Bindungsverhalten grenzt Bowlby vom Pflegeverhalten (oder Elternverhalten) ab, zu dem das „Bemuttern", das Zurückholen bei Entfernen des Kindes, die Versorgung gehören (Bowlby, 2006/I, S. 232–234; 2014, S. 9ff.) Beides kann im Dienst des Bindungsbedürfnisses stehen, das Bowlby so elementar wie das Bedürfnis nach Nahrung oder Sexualität einschätzt (Bowlby, 2006/III, S. 45).

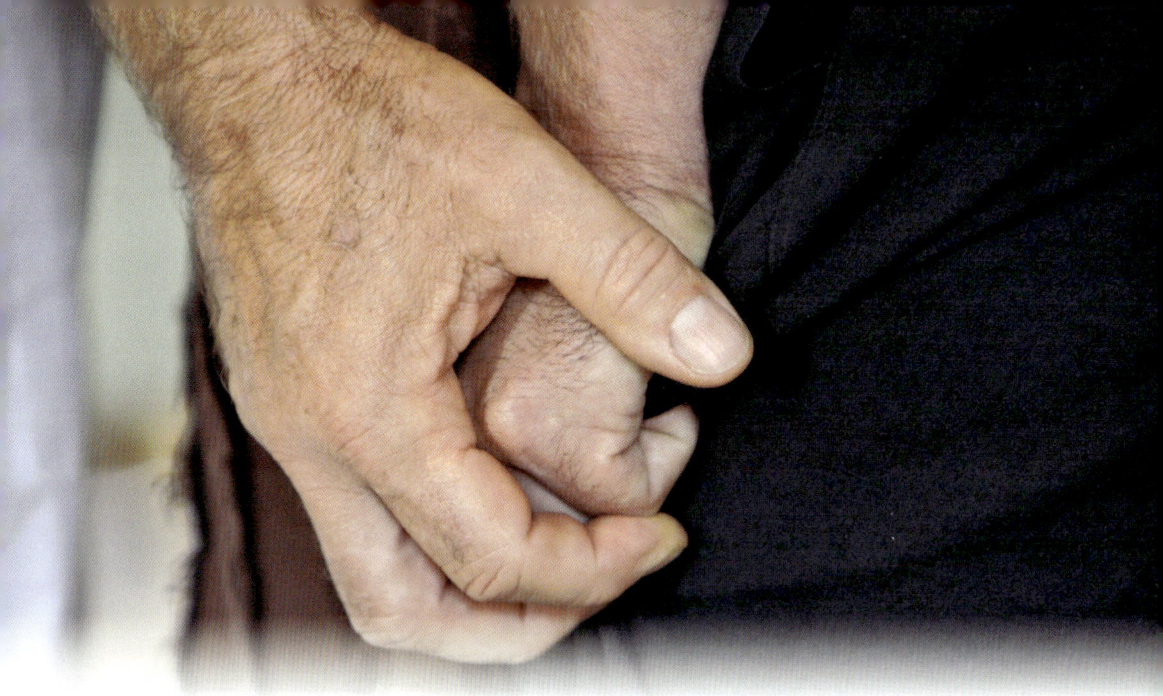

Was versteht die Psychologie also unter Bindung?

- Bindung ist ein *Überlebensmuster*, das die „menschliche Neigung zur Knüpfung starker emotionaler Bindungen an bestimmte andere Menschen“ umfasst (Bowlby, 2006/III, S. 44) und Emotionen (Angst, Zorn, Depression) erklärt, die „durch ungewollte Trennung und Verlust ausgelöst werden“ (Bowlby, 2006/III, S. 44f.). Bindung ruft also Verhaltensweisen hervor, „die den Zweck haben, die Bindung zu erhalten; und je größer die Gefahr eines Verlustes erscheint, umso intensiver und unterschiedlicher sind die Aktionen, die hervorgerufen werden, um diesen Verlust zu verhindern“ (Bowlby, 2006/III, S. 47f.). Dabei sind Verhaltensformen zu beobachten, die Menschen von Geburt an trainieren: „Anklammern, Weinen und vielleicht das Druckmittel des Zorns“ (Bowlby, 2006/III, S. 48).
- Bindung spiegelt sich in der pränatalen (vorgeburtlichen) Selbstorganisation des Gehirns wieder. Die Entwicklung des Hirns ist auf die Interaktion zwischen dem genetisch individuellen Embryo und seiner Umwelt angewiesen. Von Anfang gestaltet sich aus dieser Verbindung heraus ein individueller Mensch. Der Neurobiologe G. Hüther beschreibt das so: „Je-

des Neugeborene ist deshalb einzigartig und sucht schon von Anfang an auf seine ganz besondere Weise nach dem, was es braucht, nicht nur um einfach zu überleben, sondern um sein angeborenes Bedürfnis nach Zugehörigkeit und Autonomie zu stillen." (Hüther, 2015, S. 103)

- Bindung ist postnatal (nachgeburtlich) eine entscheidende Bedingung für die Persönlichkeitsentwicklung. Bowlby zeigt in seinen Arbeiten, wie die Eltern-Kind-Bindung sich auf das Lebensvertrauen, die Lernbereitschaft und die Selbstbeziehung auswirkt. Menschen, die sicher gebunden aufwachsen, unterscheiden sich in ihrem Selbst-, Mitwelt- und Umweltverhalten deutlich von Menschen, denen eine sichere Bindung nicht ermöglicht wurde. Das intuitive Verhaltenssystem (Kuhl, 2010, S. 82ff.) verfügt in diesem Fall nur über ein unzureichend umfassendes Repertoire an Steuerungsmöglichkeiten, um in sozialen Situationen die persönliche Identität und die Fremdwahrnehmung spontan, robust, schnell und flexibel miteinander abzugleichen (Kuhl, 2010, S. 84f.). Die unsicher gebundene Persönlichkeit bedarf zusätzlicher, aufwändiger Vergewisserungen ihrer selbst durch Anerkennung, Lob, Zuwendung oder durch Überprüfungsstrategien, Kontrolle und Rückzugsmöglichkeiten. Das macht den sozialen Kontakt für und mit unsicher gebundenen Menschen belastend, schwierig und oft auch enttäuschend.
- Bindung ist von lebenslanger Bedeutung für die Selbstgestaltung des Menschen. Sich verlieben, partnerschaftliche Liebe und Trauer bei Verlust von Bindung gehören zu den affektiv beeindruckendsten Erfahrungen im Leben. Als Stressoren werden Ereignisse empfunden, in denen die Unterbindung oder der Verlust von Bindung droht oder eine Wiedererlangung von Bindung unwahrscheinlich ist.

Bindung drückt sich in Verhaltensweisen aus, die sich während der ersten drei Lebensjahre entwickeln (Bowlby, 2006/I, S. 256ff.) und die als Bindungstypen wohl lebenslang erhalten bleiben (Bowlby, 2006/I, S. 330ff.). Bindungsverhalten bedarf neben einer vertrauensvollen Beziehungsatmosphäre vor allem wohlwollender Interaktion.

Kennzeichen reifen Bindungsverhaltens sind

- die kognitive Fähigkeit zur Planung,
- die entwickelte Fähigkeit, sich in die Welt des anderen hineinzuversetzen (sog. Theory of Mind; Surrey & Jordan, 2014, S. 267f.) und dessen Standpunkte und Zielsetzungen von den eigenen zu unterscheiden,
- die Kooperations- und Konfliktfähigkeit (Bowlby, 2006/I, S. 333ff.).

„Unter Bindungsverhalten verstehe ich jegliches Verhalten, das darauf ausgerichtet ist, die Nähe eines vermeintlich kompetenteren Menschen zu suchen oder zu bewahren, ein Verhalten, das bei Angst, Müdigkeit, Erkrankung und entsprechendem Zuwendungs- und Versorgungsbedürfnis am deutlichsten wird." (Bowlby, 2014, S. 21)

Die Ziele intakter Bindung bestehen im Schutz bei lebensgefährdenden Bedrohungen (Orientierungsreaktion) und der Möglichkeit zu lebenslangem Lernen überlebenssichernder und identitätsbildender Verhaltensweisen in der beruhigenden Nähe von Bindungsfiguren (Hippocampus als Kontextgedächtnis; Bowlby/I, 2006, S. 218). Angemessenes Bindungsverhalten bewirkt Beruhigung durch den Kontakt zu Bindungsfiguren (Bowlby, 2006/I, S. 218f.). Insofern ist eine sichere Bindungserfahrung eine gute Grundlage für die Entwicklung zweier wichtiger Persönlichkeitskompetenzen: Selbststeuerung und Selbstberuhigung (Kuhl, 2010, S. 491ff.), die den Kern des Selbstberuhigungssystems ausmachen (Siehe auch S. 34f.).

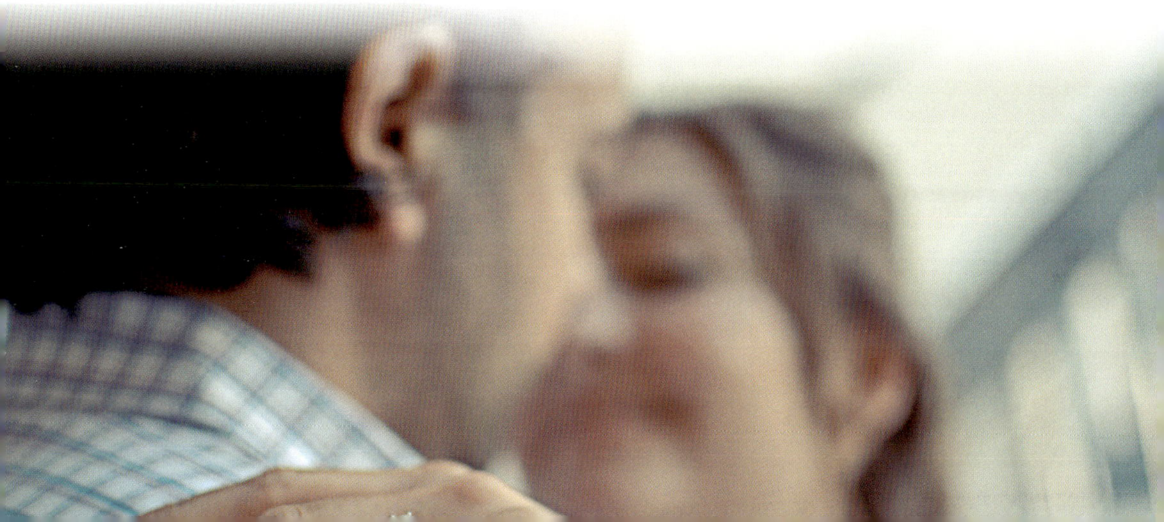

Was bedeuten die Einsichten der Bindungstheorie für die Sterbebegleitung?

In der Begleitung eines Sterbenden ist es wichtig, in den Erzählungen oder Begegnungen auf das Bindungsverhalten zu achten. Folgende Fragen helfen dabei, das Verhalten zu reflektieren:

~ Wie bereitwillig geht der Begleitete auf Kontaktangebote ein? Offen, vorsichtig oder argwöhnisch? Gibt er einem die Chance, Vertrauen herzustellen und aufzubauen? Oder klammert er sich an den Begleiter, wirkt er besitzergreifend?
~ Was erzählt er von sich? Vor allem vom tätigen Leben? Von Erfolgen und Misserfolgen? Kommen Beziehungen (Kollegialität, Freundschaften, Verwandtschaft, Partnerschaft) vor?
~ Wie erzählt er davon? Mit Freude, Stolz, Trauer, Verbitterung, Verzweiflung, Aggression? Teilt er mit? Teilt er aus? Lädt er ab oder lädt er ein?
~ Wie fühlen Sie sich als Begleitende(r) nach der Begegnung? Einbezogen oder vereinnahmt? Bereichert oder benützt? Außen vor oder mittendrin?

Die Erfahrungen, die durch das Bindungsverhalten gesammelt werden, prägen den Bindungsstil eines Menschen. In der Sterbebegleitung trifft man in der Regel auf folgende drei Grundformen von Bindungserfahrung: den sicheren, den vermeidenden und den ambivalenten Stil (Tab. 5.1)

Grundformen der Bindungserfahrung	Verhaltensweisen
Sicheres Bindungsverhalten	• gesundes Vertrauen • Interesse und Lernbereitschaft • Steuerungsfähigkeit von Nähe und Distanz • Sicherheit durch Fähigkeit zur Selbstberuhigung
Vermeidendes Bindungsverhalten	• Vermeidung von Vertrauen • Argwohn gegenüber Neuem • Unsicherheit durch Nähe • Beruhigung durch Distanz
Ambivalentes Bindungsverhalten	• Angst bei Distanz, Trennung • Festhalten an Gewohntem • Verunsicherung und Angst durch Alleinsein • Sicherheit durch Bindungsleistungen und Erhalt der Nähe

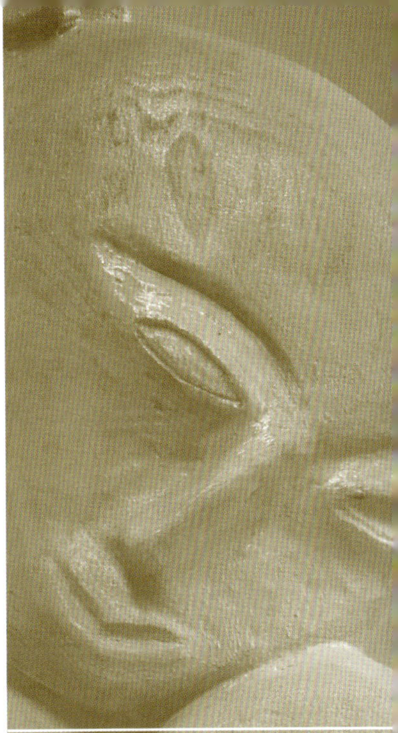

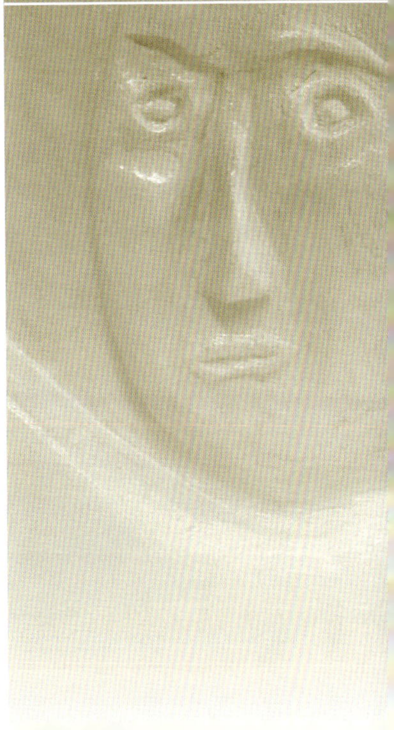

Die unterschiedlichen Bindungsstile drücken sich in der Sterbesituation aus:

- Menschen mit sicherem Bindungsverhalten gelingt es, in der Sterbezeit das Vertrauen in die tragende Lebensumgebung durch den Ausdruck ihrer Bindungsbedürfnisse aufrechtzuerhalten. Motiv: *Ich entscheide und steuere!*
- Menschen mit vermeidendem Bindungsverhalten ziehen sich eher zurück, sind für sich und fühlen sich durch die Nähe bestimmter Angehöriger beunruhigt. Sie drücken Bindungsbedürfnisse kaum aus, auch nicht gegenüber Personen, deren Nähe sie als beruhigend erfahren haben. Motiv: *Vermeide Enttäuschungen!*
- Menschen mit ambivalentem Bindungsverhalten „scannen" ständig die Zuwendungsintensität, klammern, sind alleine motorisch unruhig. Sie testen die Zuverlässigkeit der Bindungsangebote (klingeln, rufen, klagen). Motiv: *Kontrolle ist besser als Vertrauen!*

Der Stil der Bindung wird vorwiegend in der Eltern-Kind-Beziehung erlernt. Er gehört damit zum intuitiven Verhaltensrepertoire, das auf die Umwelt oder innere psychische Erregung reagiert. Die Konfrontation mit dem persönlichen Sterben führt immer wieder zum Rückgriff auf solche intuitive Verhaltensroutinen. Menschen begegnen der herausfordernden Lage des Lebensabschiedes im Mittel der trainierten Bindungsformen. Die Distanz zu Mitmenschen oder der Argwohn anderen gegenüber kann dabei irritierende Formen annehmen.

Der Lieblingsneffe berichtet davon, dass sein Onkel ihm den Zutritt zum Sterbebett verwehrte. Im Gespräch wurde der Onkel lebenslang als ein auf Distanz bedachter, zurückhaltender Mensch geschildert, der nur mit ganz wenigen, darunter jener Neffe, ein einigermaßen vertrautes Verhältnis lebte. Auch der Neffe hatte trotz der gegenseitigen herzlichen Zuneigung immer wieder Tests zu bestehen, die das Enttäuschungsrisiko verringern sollten.

Auch Sterbebegleiter werden solchen Tests unterzogen:

- Wie verlässlich erweist sich die Bindung?
- Behält der Sterbebegleiter für sich, was man ihm anvertraute?
- Kommt er zu den vereinbarten Zeiten?
- Erledigt er die Aufträge zuverlässig?
- Steht er wirklich zum Sterbenden oder ist er insgeheim ein Verbündeter der Familie?
- Wie geht er mit versteckten Freundschaftsangeboten um?
- Kann er es aushalten, wenn ihm widersprochen wird?

In der Begleitungs- und Pflegesituation spielen Sterbende unbewusst solche erlernten Bindungsmuster durch. Denn in schwierigen Lebenslagen wie dem letzten Leben aktivieren sich die intuitiven Verhaltensprogramme (Autopilot). Begleitende reagieren darauf spontan aus ihrem eigenen intuitiven Bindungstyp. Deshalb ist es wichtig, sowohl bei irritierenden wie auch bei überaus harmonischen Erfahrungen bewusst darauf zu achten, wie die Bindung zwischen dem Begleitenden oder Pflegenden und dem Sterbenden sich entwickelt. Die Erfahrungen dabei sollten in persönlicher Reflexion oder auch in der Supervision überdacht werden.

Fragen dazu können sein:

- Begleite ich wirklich (als Gegenüber des Sterbenden) – oder verhalte ich mich wie ein Elternteil (Pflegeverhalten) zum Sterbenden?
- Wie ist meine Sprache: die eines einfühlsamen Erwachsenen gegenüber einem anderen Erwachsenen – oder mischen sich viele kindliche Sprachformen ein (Verniedlichung, Verkleinerungsformen, kindliche Koseworte)?
- Wie ist meine Gestik: Stehe ich dem Sterbenden bei? Bin ich präsent? Oder verfalle ich in eine Art Kuschelhaltung, verwende ich bevormundende Gesten, halte ich ausreichend Distanz?
- Bei wem bin ich? Beim Sterbenden und seiner Lage, seinen Empfindungen – oder bei mir und meinen Empfindungen?
- Kann ich mich nach der Begegnung von den Eindrücken lösen oder halten sie mich fest? Gibt es Gemeinsamkeiten zwischen dem Sterbenden und meinen Lebenserfahrungen? Passen sie in die Begegnungen mit dem Leben des Sterbenden hinein – oder muss ich sie sehr konsequent davon abhalten?

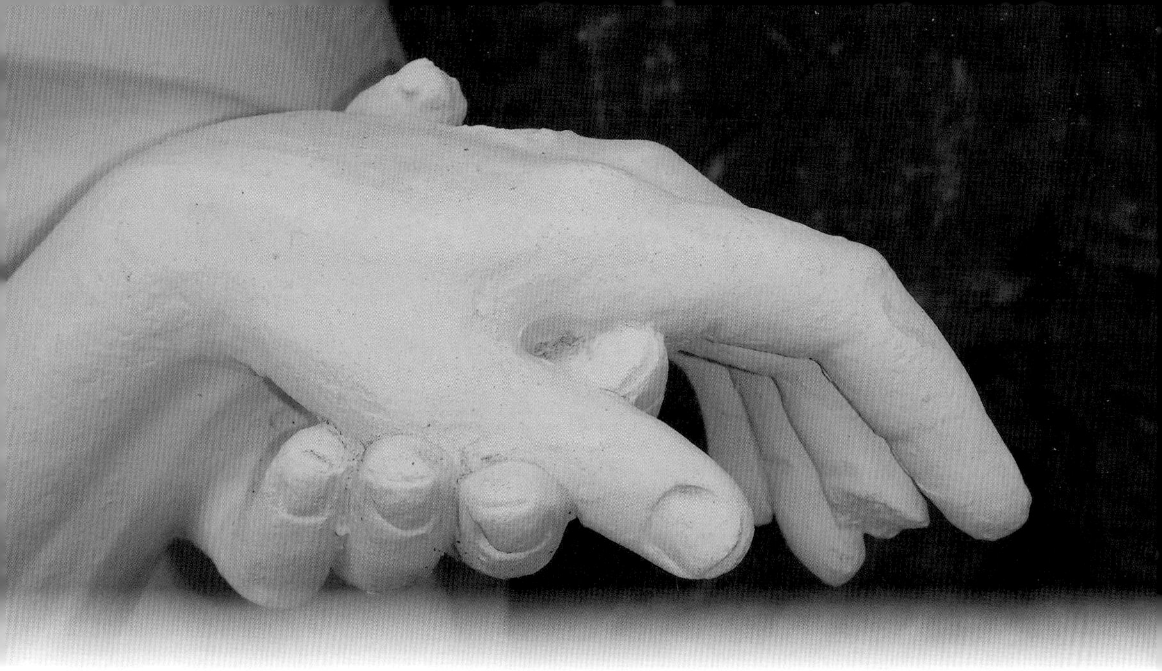

Für Menschen, die Sterbende pflegen oder begleiten, ist es wichtig zu unterscheiden, wo sie eher als Person oder eher in der Funktion gemeint sind. Bei organisatorischen Fragen des Sterbenden oder der Angehörigen geht es um die Funktion. Die fachlichen Professionen sind dann als Ratgeber oder als Koordinatoren gefragt. In den existenziellen Begegnungen werden die Helfer verstärkt als Personen angefragt. Je zuverlässiger und klarer jemand dabei agiert, umso stabiler wird das Vertrauen des Sterbenden in die Menschen werden, die ihn umsorgen.

- Keiner muss auf alles eingehen, was von ihm verlangt wird.
- Immer ist zu klären, was jeder tatsächlich in der Situation leisten kann.
- Ruhig und überzeugt ist anzusprechen, was in der Situation möglich ist und was gerade nicht zu ermöglichen ist.
- Die Tests werden nicht dadurch bestanden, dass auf alle momentanen Herausforderungen, Bedürfnisse und Wünsche eingegangen wird. Ziel ist es, einen belastbaren Kontakt herzustellen, vielleicht auch eine belastbare Bindung aufzubauen. Je geklärter sich Begleitende dabei verhalten, umso wahrhaftiger wird der Kontakt oder die Bindung.

- Auch daran ist zu denken: Vielleicht benützt ein Sterbender gerade die jeweilige kompetente Weise der Bindung, um ein letztes Mal nachzureifen.

Ein Gedanke V. Frankls kann hilfreich sein, um die Entscheidung zu unterstützen, wie weit man sich in der Sterbebegleitung auf Bindungen einlässt. Frankl spricht von der „wertschätzenden Begegnung“, „einer Beziehung von Person zu Person“ (1987, S. 170). In der Person klingt das Wertganze jedes einzelnen Menschen an. Während der Begegnung mit einem Sterbenden sollten Begleitende und Helfende sich bewusst halten, dass allein durch den präsenten Kontakt (Siehe auch S. 81) die höchstpersönliche Begegnung des sterbenden Menschen mit dem Wertganzen seiner Person und seines Lebens angeregt werden kann. Niemand kann das bewirken, aber jeder kann dafür die Möglichkeit dadurch öffnen, dass er in achtsamer Präsenz dem Menschen begegnet, nicht dem kranken, dem ringenden, dem verzweifelten und ängstlich empfindenden Sterbenden, sondern dem Menschen, der immer mehr ist als seine Zustände und sein Leiden. Dieses „Mehr“ beschreibt Frankl als das Wertganze, die Person, die jeder ist (Riedel, 2006, S. 22ff.). Immer dann, wenn in der konkreten Begegnung sich das Wertganze vorsichtig andeutet oder auch einmal aufstrahlt, dann bedarf es keines vertiefenden Zutuns mehr. Dann ist eben diese Begegnung gelungen. Denn der Begleitete ist in Berührung mit seiner Person und seinem Leben. In achtsamkeitspsychologischer Sprache heißt das: Er ist im Modus des Seins und Selbstmitgefühls.

Das Lebenskonzept vieler Sterbender heute ist eher auf Vereinzelung („Jeder ist seines Glückes Schmied.“) und Konkurrenz („Jeder ist sich selbst der Nächste.“) ausgelegt. Das entspricht der sozialen Erfahrung der meisten Menschen unserer Zeit. Damit wird die Tendenz zu vermeidenden und ambivalenten Bindungsformen verstärkt. Distanz, Kontrolle („Vertrauen ist gut. Kontrolle ist besser.“) oder zwanghaft wirkende Beziehungsmuster unterstützen die Vereinzelung des Menschen. Gleichzeitig leiden gerade Sterbende unter dieser Isolation: Sie wagen es entweder nicht, ihre Bedürfnisse zu äußern („Was denken die dann über mich?") oder fordern deren Zufriedenstellung vehement ein („Ich habe ein Recht darauf."). Beide Verhaltensweisen fördern die Vereinzelung und damit die Einsamkeit: Von den einen weiß man nicht, was ihnen not- oder guttut. Zu den zweiten geht man auf Abstand, weil sie nie zufriedenzustellen sind. Psychomotorische Unruhe, Schmerzen, Ängstlichkeit, Verzweiflung oder Depressivität können in der Sterbesituation durch Vereinzelungserfahrung aufgrund schwieriger Bindungsstile verstärkt werden.

Der begleitende Kontakt nun kann dem entgegenwirken. Die Begleitung als Teil der Umsorge besteht ja darin, dass beide, der Begleitete und der Begleitende, in Kontakt sind und so der „existenzielle Kontakt" als Begegnung mit dem Wertganzen beim Sterbenden angeregt wird. Er beginnt auf diesem Weg, sich und sein Leben vom Leiden zu unterscheiden. Er ahnt allmählich, dass das Leid zum Leben gehört. Er nimmt wahr, dass er mit seinem Leid nicht allein ist. Leid gehört wie der Tod zum Leben aller Menschen. Diese Einsicht verbindet den Sterbenden wieder mit den Menschen, die ihn pflegen, die ihn besuchen, die um ihn herum sind. Was von einander unterscheidet, ist, dass das Sterben als Erfahrung jetzt zum Leben des Sterbenden gehört. Das fühlt sich bitter an. Das macht traurig und lässt trauern. Wenn der Sterbende nun die Erfahrung macht, dass er mit allen, die ihn begleiten, in Kontakt ist (und nicht schon als Toter behandelt wird), dann verbindet ihn das mit der Welt und mit ihm selbst. Deshalb erleben Sterbebegleiter immer wieder, wie der Sterbende die anderen tröstet und aufbaut. Wer das kann, fühlt sich mit dem Leben verbunden und kann den letzten Bindungen trauen.

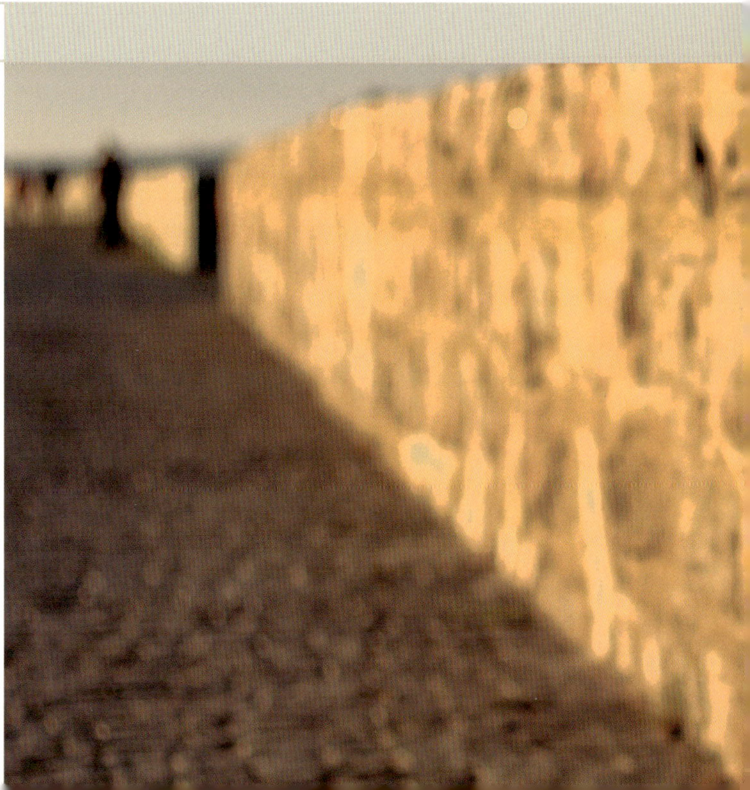

Kapitel 6

Spezielle Krisen und deren existenzielle Bewältigung

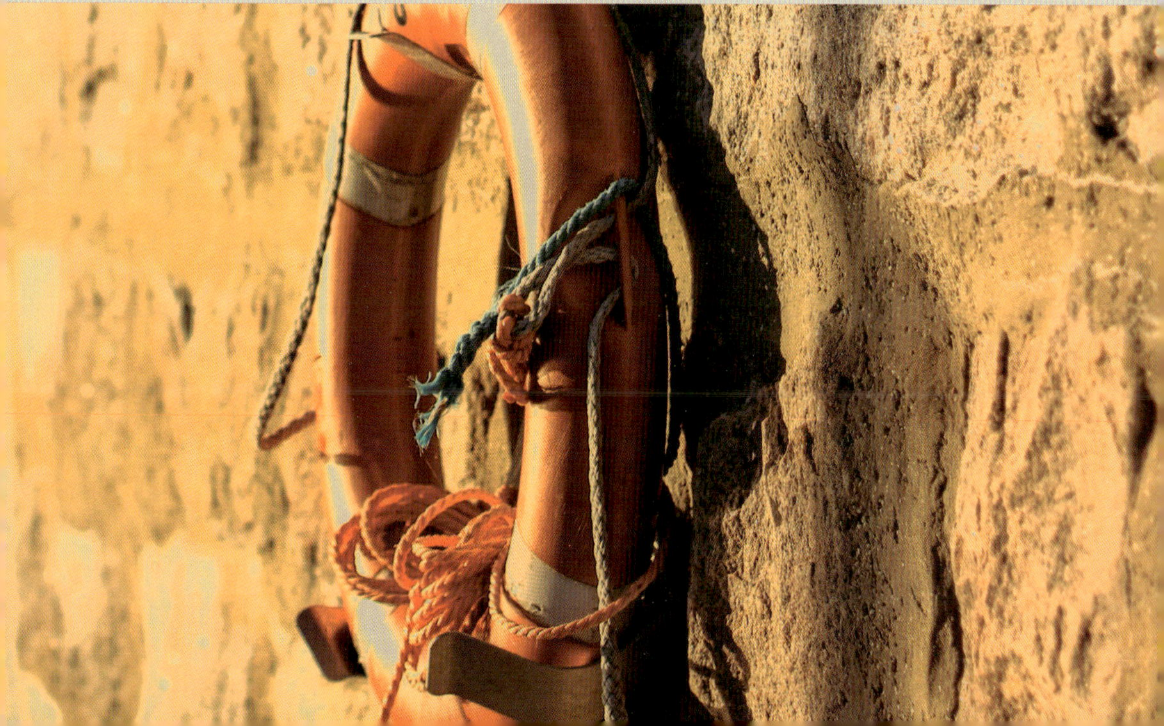

6 Spezielle Krisen und deren existenzielle Bewältigung

In diesem Abschnitt werden Krisenlagen beschrieben, die mit tiefen Gefühlen des Menschen verbunden sind und im letzten Leben immer wieder auftreten:

- Frustration und Wut
- Bedrohung und Zorn
- Depressivität und Scham (Schuldgefühle)
- Vermeidung und Angst

Auch die palliative Versorgung eines Menschen kann Stress erzeugen, nicht nur bei den Pflegenden, sondern auch beim Betroffenen. Es ist schwierig, die Ausgewogenheit von aktiver und passiver Zuwendung individuell herzustellen. Zuweilen kann der „Mantel" (lat. pallium) zu eng, zu hochgeknöpft, zu schwer werden, den die Palliative Care um einen Menschen legt. In anderen Situationen hat man einen zu leichten Mantel ausgewählt (z.B. Schmerzbehandlung). Weil palliative Versorgung sich im Medium der Begegnung (Interaktion und Kommunikation) vollzieht, ist sie durch zahlreiche Stressoren bedroht und kann in Krisen hineinführen. Die Konfrontation mit der Endlichkeit des Lebens ist immer auch eine Dimension schwerster Erkrankungen, aber eben eine neben dem Leiden an dem durch die Erkrankung schwer beeinträchtigten Leben. Sie kommt aber auch an ihre Grenzen, wenn die Symptomlast zu groß wird und die Helfer samt den Angehörigen dadurch überfordert sind, dass die Maßnahmen ins Leere laufen.

Eine individualisierte palliative Versorgung geht achtsam mit Stresssituationen schwersterkrankter Menschen um. Solche stressauslösenden Lagen sind

- **Veränderungen:** Umzug (Relokationssyndrom), Mobilitätseinschränkungen, Symptomverschlimmerung, affektive Veränderungen, soziale Veränderungen

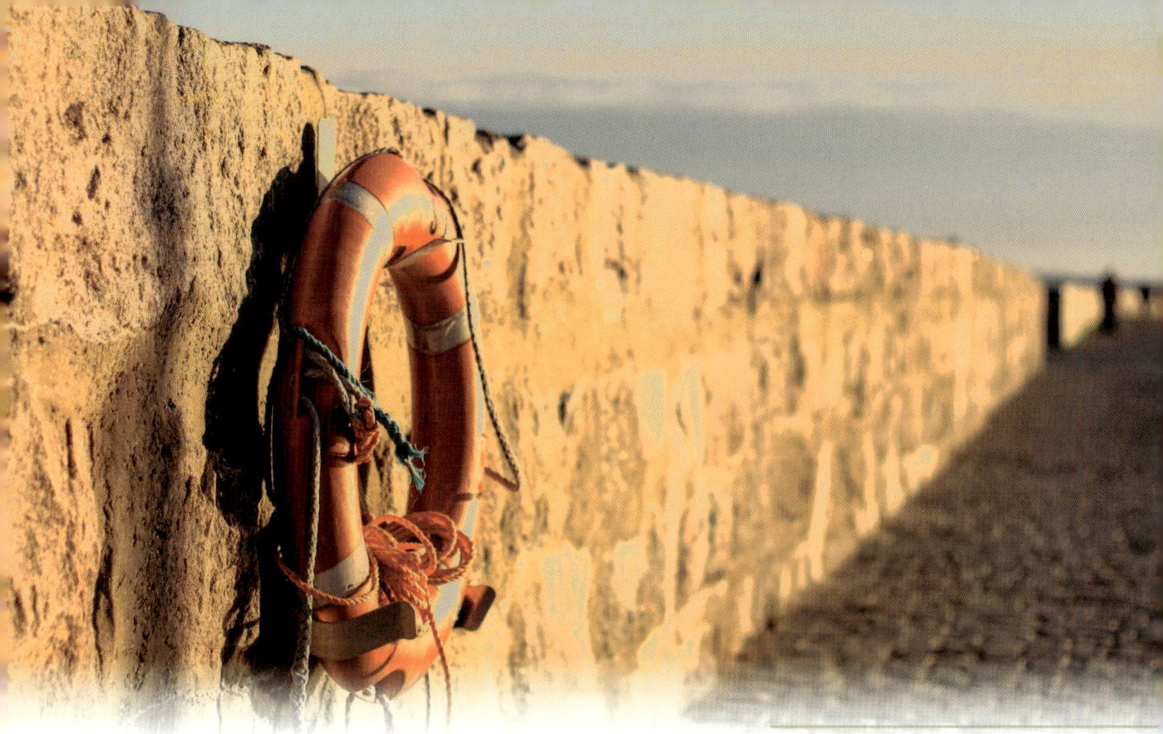

- **Schmerzen:** Unberechenbarkeit von Schmerzattacken, Dauerschmerz
- **Sinn- und Wertverlust:** existenzielle Frustration, negative Bilanzierungen, Selbstabwertung, Selbstanklage und Kontrollverlust, spirituelle Zweifel
- **Konfrontation mit dem Sterben**
- Einschränkung oder vermeintlicher **Verlust der Selbstbestimmung und Autonomie** als Willensausdruck der körperlichen, psychischen, personalen und sozialen Bedürfnisse.

Schwersterkrankte Menschen haben gleichzeitig ein intuitives Wissen um den Wert ihrer individuellen Ressourcen. Der Erhalt, die Pflege und der Schutz der „Lebensmittel" ist von existenzieller Bedeutung.

Die „Lebensmittel“ bestehen in

- der **unantastbaren Würde** des Einzelnen als Grundlage für die persönliche Wertschätzung,
- der Sehnsucht nach „einer umfassenden **Geborgenheit in den Unabwägbarkeiten** des Lebens“, „nach dem einen Menschen, in dem man den Beziehungsreichtum des ganzen Lebens erfahren darf“, „nach erfreuender Gemeinschaft versöhnter Verschiedenheit“, „nach Heil in einer unheilen Welt“ (Marquard, 2007, S. 165),
- der weitestgehenden **Einflussnahme** auf den individuellen Gesamtzustand,
- dem **Netzwerk** aus sozialen Bindungen.

Daraus entstehen Bedürfnisse, die der Sterbende und seine Angehörigen oft als zu wenig wahrgenommen oder zufriedengestellt erleben. Häufig werden sie einfach nicht ausgedrückt. Bedürfnisse sind eine Quelle der Zufriedenheit, ebenso wie sie steter Anlass zur Frustration sein können.

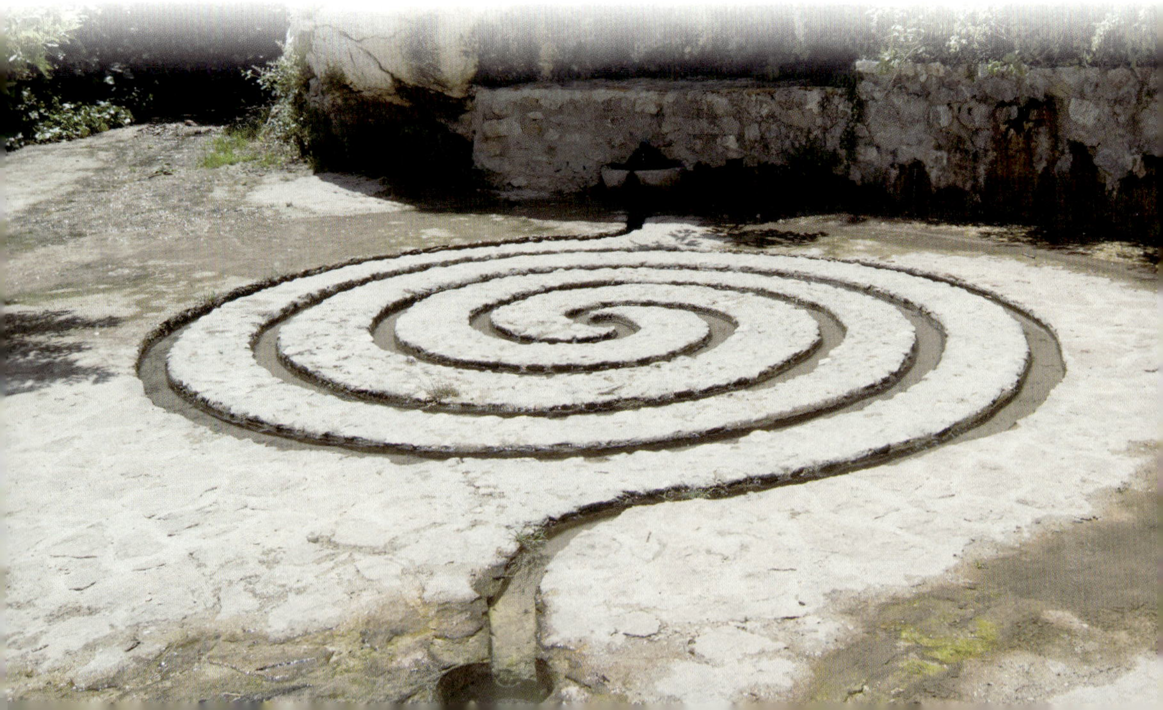

6.1 Frustration und Wut

Angst, Hilflosigkeitsgefühle, Depressivität und Traurigkeit finden sich dann, wenn das Selbst frustriert wird. Die Frustration kann wie eine Depression aussehen: Der Betroffene zieht sich zurück, resigniert, verweigert sich, wird schweigsam, wirkt niedergeschlagen. Der Unterschied zur Depression ist die immer wieder aufbrechende „blinde" Wut, die sich gegen alles und jeden richtet. Oft scheint sie keinerlei Anlass zu haben. Der Auslöser der Wut ist häufig der frustrierte Anspruch gegenüber dem Leben oder sind unerfüllte elementare Bedürfnisse. Kübler-Ross beschrieb dies als Verweigerung oder Verneinung der Betroffenheit und Aggression. Sterben zu müssen kann zuerst einmal als schwere Kränkung des Einzelnen angesehen werden. Die Zumutung des Lebensendes öffnet den Blick für eine destruktive Lebensbilanz. Einem durch das nahe Lebensende beschränkten Haben steht mit einem Mal ein als riesig eingeschätztes Soll gegenüber: das gesamte ungelebte und auf einen späteren Zeitpunkt verschobene Leben („Wenn die Kinder einmal versorgt sind", „wenn ich endlich im Ruhestand bin", „wenn das Eigenheim abbezahlt, renoviert, umgebaut … ist", u.a.m.), die versäumten Lebenschancen einer guten Freundschaft, eines Karriereschritts, einer Mutter- und Vaterschaft, eines Reiseabenteuers, einer notwendigen Versöhnung usw. stehen unwiederbringlich und endgültig unmöglich geworden vor dem Sterbenden. Die Lebenszeit erscheint als zu knapp und die Kräfte als zu schwach geworden für die Erfüllung all dieser Pläne, Wünsche. Die Lebensbilanz scheint ein für alle Mal verdorben.

Hier kann es sinnvoll sein, mit einem Perspektivenwechsel zu arbeiten, den Helfende anregen können. Er hängt mit einer Form der Bilanz zusammen, die in der Logotherapie entwickelt wurde und die dort als „existenzielle Lebensbilanz" (Riedel, Deckart & Noyon, 2008, S. 195ff.) bezeichnet wird. In ihr wird das Leben nicht unter dem Aspekt des Habens betrachtet. Leben ist Sein. Sein heißt: einiges ist in das Leben mitgegeben worden (genetische Veranlagung, Charakterzüge, Prägungen aus Kindheit und Jugend); anderes wurde erlernt und erarbeitet in den zahlreichen Erfahrungen, die zu spüren und zu denken gaben; einiges ist aber einfach glücklichen Umständen zu verdanken. Dass jemand gerade auf den Menschen traf, mit dem er noch sein Leben teilt, oder dass mit den Kindern ein familiär-vertrautes Miteinander gelebt wird, dass er in einer guten Umsorge aufgehoben ist, all das ist zum Teil erarbeitet, aber auch zum Teil gewährt. Aus dem Sein heraus entsteht das Sollen. Das Sein konfrontiert den Menschen immer mit wertvollen Motiven zu leben:

- Was könnte ich in meiner Lage noch entscheiden? Was werde ich leben?
- Mit wem will ich mein letztes Leben teilen?
- Wozu sollte ich mein letztes Leben nützen? Kann ich das auch?
- Wie kann ich mich so umsorgen lassen, dass ich diese Lebenstage zufrieden, erfüllt, erträglich verbringen kann? Was kann ich dazu beitragen?

Die existenzielle Bilanz sucht nach den Möglichkeiten und der Freiheit in der Lebenslage, auch wenn es das letzte Leben ist. Sie ermutigt den Betroffenen, sein Leben zu führen, zu gestalten – und nicht nur frustriert den Tod zu erwarten. Wobei auch das Erwarten des Todes ein Motiv zu leben sein kann.

Wenn die Frustration über das endende Leben bleibt, bricht durch die resignierte Haltung oft Wut. Das kann die laute, anklagende, aggressive Wut sein oder die leise autoaggressive Verweigerung und Versagung dessen, was noch lebbar und gut an der Lebenslage wäre. Die Wut ist in jedem Fall ein hochenergetischer Zustand, zu dem depressive Menschen kaum, frustrierte Menschen sehr wohl fähig sind. Dem Wütenden gelingt es nur schwer, seine Affektivität wieder herunter zu regeln. Angehörige, Pflegende, Besucher reagieren fassungslos auf derartige spontane Wutausbrüche. In herabgestimmter Form erhalten frustrierte Menschen ihre Wut als Nörgeln und Unmut aufrecht, am „Köcheln". Psychologisch wichtig ist das Wissen, dass dieser Affekt oft an die Zufriedenstellung oder die Frustration elementarer Bedürfnisse gekoppelt ist (Gilbert, 2013, S. 56).

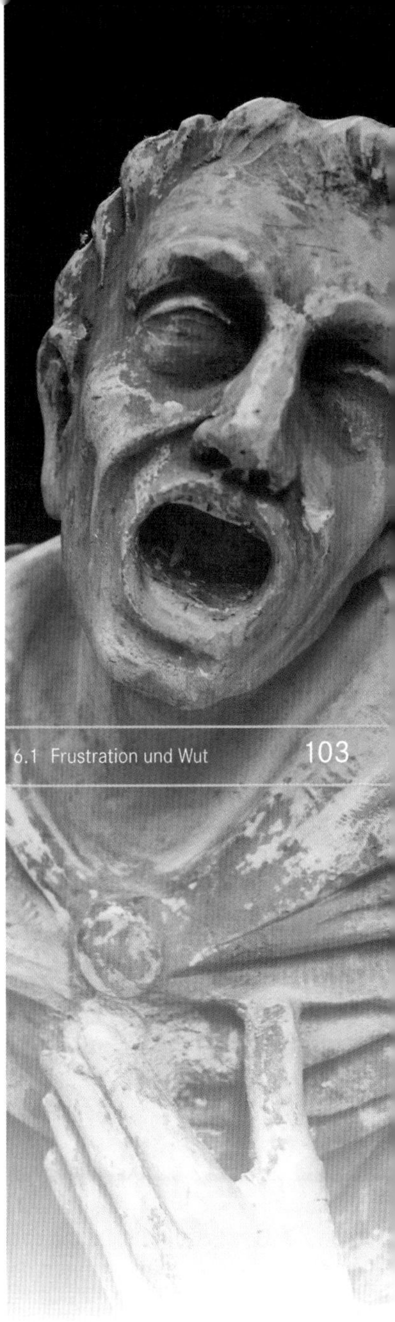

Der Zusammenhang von Antriebs- und Bedrohungssystem (siehe auch S. 33; 36) lässt verstehen, wie die Wut entsteht:
Die unerfüllte Bedürfnislage (Hilflosigkeit als Autonomieverlust) aktiviert das unbewusste Antriebssystem. Es stellt Energie bereit, die sich in Wut entlädt, wenn trotz der Energie die Bedürfniserfüllung nicht auf die gewohnte Weise eintritt. Der Erkrankte muss evtl. jemanden bitten, warten, dass jemand kommt, sich mit der angebotenen Hilfestellung arrangieren etc. Das steigert die Frustration über den Autonomieverlust und steigert den Antrieb, der ja als Ziel die Wiederherstellung oder den Erwerb von Ressourcen hat. Nimmt der Betroffene wahr, dass er seine Autonomie durch die Wut nicht zurückgewinnt, kann zusätzlich das unbewusste (limbische) Bedrohungssystem aktiviert werden. Die Frustration verändert sich dann angesichts der Aussichtslosigkeit in Angst oder Depressivität.

Kann das Beruhigungssystem (siehe auch S. 34f.) aktiviert werden, dann wird der affektive Weg für Sicherheit, innere Ruhe, Zufriedenheit geebnet. „Das Beruhigungssystem ist fest in den Prozessen der Bindung verwurzelt, in unseren Erfahrungen, akzeptiert, wertgeschätzt und versorgt zu sein, und wenn wir selbst für andere sorgen." (Kolts, 2014, S. 74)

Das heißt: In der Begegnung mit dem sterbenden Menschen ist es notwendig,

- einerseits auf dessen elementare Bedürfnisse zu achten: Durstgefühl, Lagerung, Luft und Licht, Gewohnheiten
- andererseits ihn nicht zu überfordern: Selbstgestaltung beginnt mit der Einstellung zu den vitalen Grundbedürfnissen. Nimmt der Sterbende seinen Durst, sein Bedürfnis nach dem rechten Licht, der entspannenden Lagerung, nach frischer Luft wahr? Wie viel Gewohntes gibt es für ihn dabei?
- Wenn ja: Wie drückt er das aus? Sie können dem Sterbenden eine Sprache dafür leihen, verbal oder nonverbal.

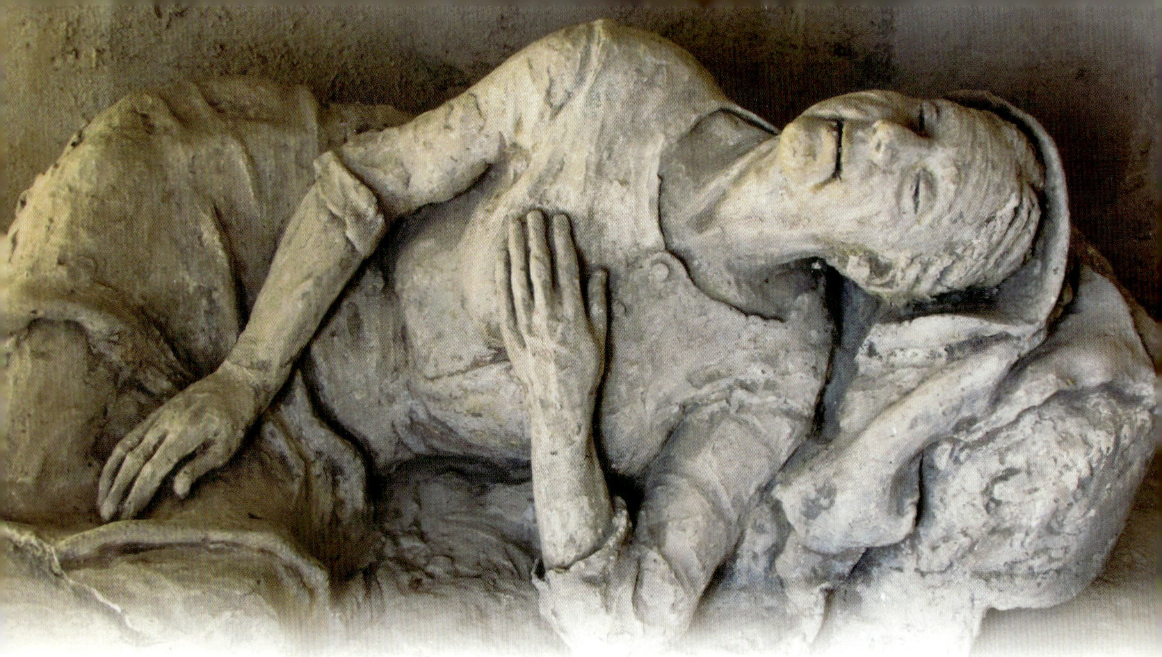

Versorgtsein: Vitale Bedürfnisse

„Wie wäre es, wenn Sie einfach sagen: Ich habe Durst. Es ist stickig im Zimmer. Ich liege schlecht.“

„Wie wäre es, wenn Sie mehr wagen: Wie schön wär's, mal wieder die Nase in die Luft zu halten? Wie schön wär's, mich auf die Bettkante zu setzen?“

Wertschätzung: Sicherheit

„Wagen Sie es und entdecken Ihre „Wunschseite“ (Peeck, 2005, S. 151): Mit einer Decke über den Füßen fühle ich mich wohl. – Bitte noch ein Kissen in den Rücken, dann liege ich sicher. – Stellen Sie Ihren Stuhl ganz nah an meinen; das ist so heimelig.“

Akzeptanz: Bindung

„Sie entscheiden, wie Sie es spüren: Es täte mir gut, wenn Sie noch ein wenig bleiben könnten. – Jetzt bin ich müde, erschöpft. Wollen Sie jetzt gehen? – Ich traue Ihnen. – Macht es Ihnen etwas aus, zu schweigen, nur dazusitzen? – Es tut mir gut, ihre Hand zu spüren.“

Der Betroffene lernt einerseits, die persönlichen Bedürfnisse wahr- und ernst zu nehmen. Andererseits wird ihm die Sprache für den Ausdruck dessen vermittelt, was er sich wünscht. Das ermöglicht ihm auch echte Klage darüber, dass er erneute Veränderungen im letzten Leben hinzunehmen hat.

Die gezielte Klage ist eine Alternative zur blinden Wut (Siehe auch S. 55).

Wenn Sie es sich zutrauen, kann auch ein grundlegender Perspektivenwechsel angeregt werden, der weiter oben (Siehe auch S. 62) als „kopernikanische Wendung" (V. Frankl) vorgestellt wurde.

Ein Gespräch dazu kann etwa so gestaltet werden:

Der Betroffene wütet und macht allen und jeden für seine Lage verantwortlich.

Erster Schritt: Die persönliche Wahrnehmung beschreiben

„Sie wirken sehr aufgebracht. Es scheint Sie ja alles um Sie herum zu ärgern. Was könnte Ihnen jetzt gut tun?" – Wahrscheinlich geht der wütende Betroffene darauf kaum oder destruktiv ein. Wichtig ist es, auf ein Angebot zu verzichten (Was kann ich für Sie tun?), *sondern die Verantwortung beim Wütenden zu lassen.*

Zweiter Schritt: Ordnung schaffen

„Ich weiß nicht, was Sie so wütend macht. Ich frage Sie, was ist das, was Sie am meisten ärgert?" – Der Betroffene muss jetzt ein wenig Zeit zum Nachdenken haben. Sie hören genau zu, was er sagt. Entweder Sie greifen ein einziges Thema im Gesagten oder nochmal das Wüten auf.

„Was verändert sich durch Ihr Wüten? Im Grunde geht es Ihnen doch nur schlechter damit. (Denken Sie hier an den „zweiten Pfeil." Siehe auch S. 60; 72 f.) *Wut kostet so viel Kraft, die Sie doch zum Leben brauchen." – Oder:*

„Es ist die dauernde Schwäche (z.B.) bei allem, die Sie wütend macht. Das kann ich nachvollziehen. Das fühlt sich schlimm an.

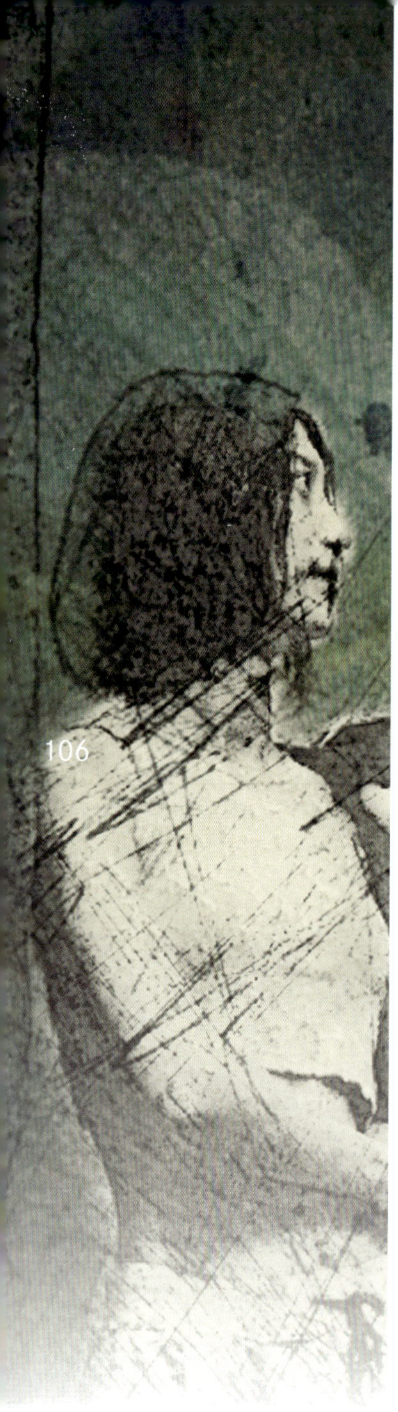

Überlegen wir zusammen, wie Sie unterstützt werden können?" (Ein Bündnis schmieden!)

Dritter Schritt: Konstruktiver Blick als Beruhigungsangebot

„Ich überlege mir gerade, ob Sie Ihr Leben jetzt nicht auch anders sehen könnten. Wenn Sie es mal versuchen, nicht auf das zu schauen, was Sie stört. Sondern auf das, was Sie alles können, mögen, was einfach gut ist. Was fällt Ihnen da ein?" – Raum zum Nachdenken, Aufzählen geben, Impulse aus der gemeinsamen Erfahrung mit dem Betroffenen einstreuen:
„Sie machen doch noch einiges (Konkretes nennen!) *selber." Oder: „Ich erlebe Sie – leider nicht heute, aber immer wieder – als zuversichtlich." Oder: „Wie Sie letzthin von Ihrem Besuch erzählt haben, da wirkten Sie so anteilnehmend. Anteilnehmen können Sie noch sehr gut, meine ich."*

Vierter Schritt, wenn möglich: Eine Vereinbarung treffen

„Wenn Sie wollen, dann versuchen Sie's heute mal: auf das Gute an diesem Tag zu blicken. Morgen reden wir drüber, wie's Ihnen gelungen ist. Versprochen?"
Lehnt der Betroffene das ab, dann respektieren Sie das einfach. Solche Gespräche bleiben Angebote. Der Patient ist frei darin, sich zu ihnen zu verhalten. Lehnt er sie ab, richtet sich das nicht gegen den Helfer, sondern entspringt das seinen eigenen Interessen.

Ziel solcher Interventionen ist es, den Menschen in Distanz zu seinem blinden Affekt zu bekommen, ihm denkbare Alternativen zu seiner Blickweise zu eröffnen. Sie können ihm vorwiegend die Ressourcen für die Zufriedenstellung der Bedürfnisse aufzeigen. Der Blick auf die tatsächlichen Ressourcen beruhigt die Wut.

6.2 Bedrohung und Zorn

Wenn durch eine schwere Erkrankung das Leben und die eigene Person samt ihrer Würde bedroht, entstellt ist, bleibt oft nur noch die Verteidigung dessen, was im Leben heilig ist, letztlich unserer Lebenskraft. Basale Emotionen begleiten deshalb jeden Kranken und Sterbenden. Sie sind in dessen Krisen deutlich wahrnehmbar und gehören so sehr zum verletzten Menschen, dass ihnen nicht einfach aus dem Weg gegangen werden kann. Bedrohung ruft neben der Fluchtreaktion (siehe auch S. 66) auch Zorn hervor:

Zorn entspringt dem Herzen und gehört zur Liebe. Der Zorn ist das Gefühl, das der Verteidigung der Heiligtümer des Lebens und der Person dient. Der Zornige empört sich über mangelnde Wertschätzung, Missachtung der Würde, Lieblosigkeit. Wer zornig ist, will bewirken, dass wieder Raum für Wertschätzung entsteht, dass Würde geachtet wird und Liebe sich verströmen kann. Das wird durch die Rückkehr zum Respekt vor den Grenzen erreicht. Zorn nimmt dabei auch Schädigung des Anderen in Kauf. Der „heilige" Zorn unterscheidet sich von der „blinden" Wut dadurch, dass der Zornige den Anlass des aggressiven Verhaltens benennen kann. Der Zorn legt sich ziemlich rasch, wenn der Respekt und die Grenzziehung erreicht sind. Wut kann sehr viel länger anhalten, weil sie mit oft vager Frustration verbunden ist.

Der Umgang mit zornigen Patienten erscheint einfacher als mit wütenden.

- Wenn Begleiter mit aggressiven Krisen zu tun bekommen, ist es wichtig zu klären, ob es wütende oder zornige Aggressivität ist: *„Was macht Sie so ungehalten? Können Sie es sagen? Lassen Sie mal schauen!"*
- Es ist notwendig und auch möglich, sich selbst zu schützen und dem Zorn des Patienten eine Grenze zu setzen: *„Dass Sie zornig sind, respektiere ich. Dafür haben Sie sicher Gründe. Aber* ***wie*** *Sie mich jetzt behandeln, lasse ich mir nicht gefallen.* ***Sie*** *sind eindeutig zu weit gegangen in ihrem Zorn."*

- Die Abwehr starker Affekte ist wirksamer, wenn sie personalisiert wird:

  *„**Sie** sind zu weit gegangen“* ist wirksamer als *„**Das** geht zu weit“*. Der Patient wollte sich ja wehren. Zornige Patienten lassen mit sich reden. Denn sie haben ein Motiv für ihren Zorn. D.h. in der Lage ist es sinnvoll, das Heiligtum zu ermitteln, das bedroht war oder ist. Sprechen Sie mit dem Sterbenden über seine „Heiligtümer“. Fragen Sie nach, woher die Bedeutung einzelner Heiligtümer stammt. Sie machen dadurch Werte bewusst, die immer noch gelten, auch und gerade im letzten Leben. Der Beweis dafür ist der Zorn.
- Selten richtet sich der Zorn gegen das Sterben oder den Tod. Er richtet sich meistens gegen Menschen oder Handlungen, die ein Heiligtum in Gefahr bringen. Gegenüber Sterben und Tod agiert die Wut, die der Frustration über den Verlust der Selbstbestimmtheit, Unabhängigkeit, Einschränkungen und Hilfsbedürftigkeit entspringt.

Die Erfahrung, dass Sie sich als Helfer oder Begleiter nicht abschrecken lassen von Zorn oder Wut, sondern sogar einen Weg aus der Krise weisen, nötigt, wenn sich der Betroffene beruhigt hat, Respekt ab und fördert Vertrauen. Es macht aber auch deutlich, dass der Begleitende kein „Boxsack“ ist, an dem der Betroffene alle Wut auslassen kann.

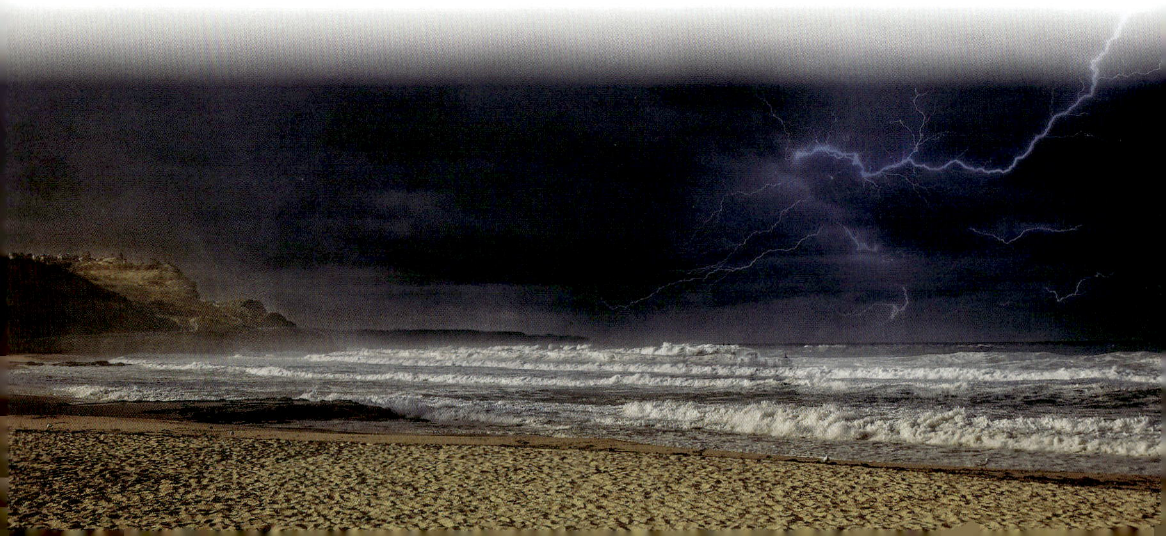

6.3 Depressivität und Scham

Das letzte Leben erscheint, wie öfter schon hervorgehoben, als ein in vieler Hinsicht eingeschränktes, behindertes Leben. Die Reaktion darauf kann Rückzug vom Leben sein. Sterbende verweigern sich in den Bindungen, in der Kommunikation, aber auch der Nahrungsaufnahme gegenüber, allem Lebensermutigenden gegenüber. Das Leben angesichts des Todes erscheint freud- und trostlos. Die Bewegung des Lebens erstarrt in der „Losigkeit“:

„Das Erleben der ‚Losigkeit‘ führt dazu, dass es äußerst schwierig wird, zu sich selbst zu stehen.“ (Hell, 2007, S. 169)

Damit bewegen sich Menschen in der palliativen Versorgung immer wieder in der Nähe zur Depression. Es entsteht die Frage, inwieweit dem Sterbenden die Depressivität zu lassen und wann eine pharmakologische Therapie geraten ist (Riedel, 2017, S. 94ff.). Der Schweizer Psychiater D. Hell verweist darauf, dass die depressive Krise eine „kognitive Melancholie“ im Sinne „eines desillusionierenden Erkenntnisprozesses“ (Hell, 2007, S. 174) sein kann. Der Betroffene sieht immer deutlicher, dass sein Leben dem Tod entgegengeht. In gewisser Weise steht ihm die depressive Reaktion auf diese Einsicht zu. Sie öffnet den Raum, sich der Lage zu stellen. Wie ist die Depressivität für die Krisenintervention im letzten Leben zu verstehen?

D. Hell beschreibt das Phänomen der kognitiven Depressivität unter dem Stichwort der Schwermut. Jene meint nicht nur das affektive Herabgestimmtsein, die Niedergeschlagenheit. Der Mut zum Schweren kennzeichnet die Schwermut, d.h. zu einer Begegnung mit dem, was bedrückt, was lastet, was einen klein macht im letzten Leben. Gleichzeitig bindet die Schwermut den Menschen „an seinen Leib und an sein inneres Erleben“ (Hell, 2007, S. 177). Das fördert eine leibhafte, bittere Erfahrung, in der der Sterbende an der Gebrechlichkeit des Leibes die Zerbrechlichkeit des Lebens unmittelbar wahrnehmen kann. Es handelt sich um eine natürliche Embodimenterfahrung, die die Annäherung an das letzte Leben unterstützen kann (Storch u.a., 2011, S. 58ff.). Zudem berührt der leidende Mensch in der Schwermut die Wurzel seiner Existenz. Wenn er sich der Schwere seiner Stimmungen und Gedanken überlässt, begegnet er sich selbst in der Tiefe seiner Persönlichkeit. Er erlebt möglicherweise dabei, dass das Leben immer noch trägt, also „eine existenzielle Verankerung" (Hell, 2007, S. 177), die jenseits der bewussten, gedanklichen Prozesse liegt. Die „Inseln der Schwermut" (Hell, 2007, S. 180) gehören in die unbewusste Dimension der Person. Sie stellen die Verbindung zum Leben her. Für die Pflegenden ist es wichtig, dieser Verbindung zu trauen, den schwermütigen Zustand zusammen mit dem Betroffenen auszuhalten, oft wortlos, schweigend, im feinsinnigen Erspüren der rechten Distanz und Nähe. Manchmal hilft der Hinweis auf die Sonne im Fenster, das Einatmen der frischen Luft, die hereinströmt, ein vertrauter, angenehmer Duft (oft ein Zugang in der Depression), eher selten Musik oder Gesang – oder auch ein Text.

„Lebensrezept des Esels" *(Martens & Kuhl, 2009, S. 155)*

Der junge Esel fragte eines Abends seinen älteren Stallgefährten, einen weisen, lebenserfahrenen Esel. Man sah ihm an, dass er schon vieles im Leben erlebt und gemeistert hatte: Wie hast Du denn das Leben mit allen Lasten, Rückschlägen und Hindernissen geschafft?

Der weise Esel sagte: *Wenn etwas Schwieriges kommt, musst Du dich schütteln und darauftreten.*

Der junge Esel verstand nicht, was der andere meinte. Da erzählte der lebenserfahrene Esel: *Ich war immer recht neugierig. Eines Tages blickte ich in den alten Brunnen beim Hof und bin in den Brunnenschacht gefallen. Der Brunnen war lange schon versiegt und ganz ausgetrocknet. So kam ich nicht mehr heraus. Der Bauer meinte, als er mich rufen hörte: Das lohnt den Aufwand nicht den Esel da herauszuholen. Wir schütten den Brunnen zu. Er ist doch wertlos. Trotz meiner Proteste fielen bald die ersten Schaufeln Schutt auf meinen Rücken. Da schüttelte ich mich und trampelte auf den Dreck vor lauter Verzweiflung. So machte ich das mit den weiteren Ladungen. Immer schüttelte ich mich und trat auf den Dreck. So kam ich langsam immer höher und schließlich konnte ich aus dem Brunnen steigen. Das habe ich gelernt für mein Leben: Immer wenn Dreck und Schmutz auf dich niederfällt, dann schüttle dich und trete darauf!*

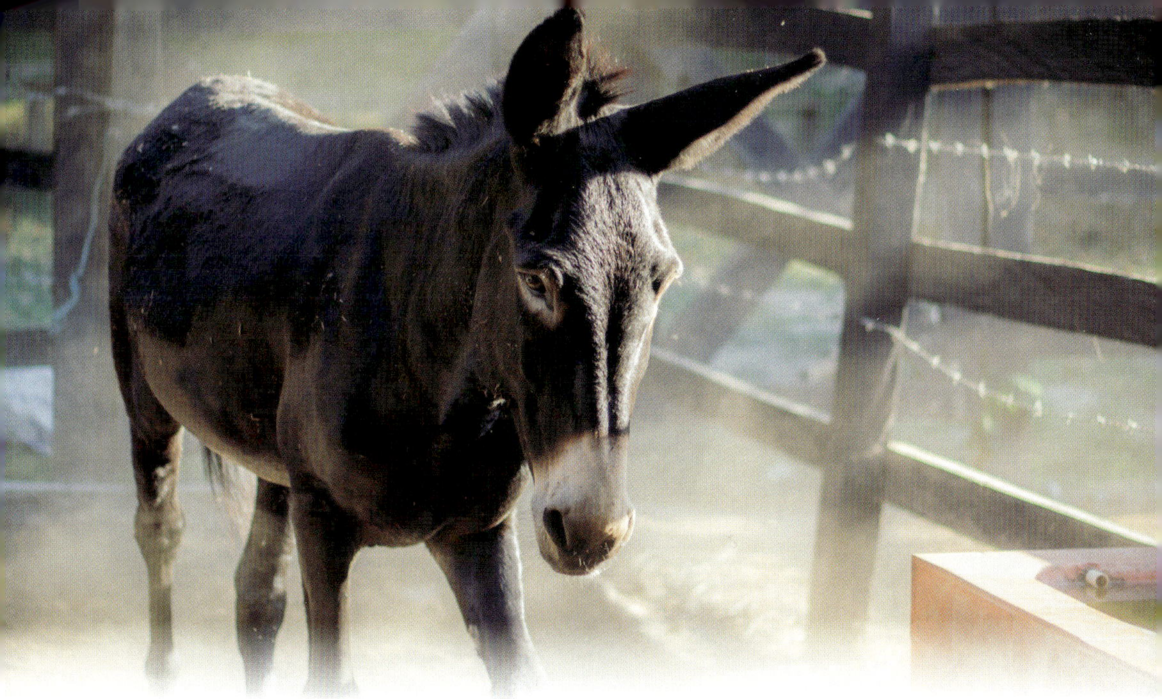

Dem Menschen im letzten Leben kann auf diesem Weg die Möglichkeit erhalten werden, die emotional belastenden Seiten seiner Lebenslage zu durchleben. Depressivität muss dabei nicht dramatisiert werden, sondern vom Pflegeteam ruhig, mit Klarheit und Aufmerksamkeit dafür beobachtet werden, wann sie quälend wird. Wichtig ist die Aufklärung der An- und Zugehörigen, dass der Rückzug, die Weinerlichkeit, die Verweigerung der Nahrungsaufnahme, des Kontaktes, der Teilnahme am Besuch zu den depressiven Zuständen auf dem Weg zum Tod gehört. In ihnen setzt sich der Betroffene mit seinem Lebensabschied emotional auseinander. Alle, die mit ihm in Kontakt stehen, unterlassen während der depressiven Episoden Appelle („Das wird schon wieder!", „Lass' dich nicht so gehen.", „Kopf hoch und durch!") und Anforderungen, die die Lage für den sterbenden Menschen verschlimmern. Die Pflegenden versichern den Angehörigen, dass die geeigneten Maßnahmen zur Linderung der Qualen ergriffen werden.

Während depressiver Phasen verstärkt sich das Grübeln der Betroffenen und wird zur Last, die den Sterbenden vom Schlaf abhält, die die Kommunikation mit ihm schwierig und monoton macht, die ihn verzweifeln lässt, weil er zu keinem Ende kommt. R. Crane, eine achtsamkeitsbasierte Verhaltenstherapeutin, definiert Grübeln folgend:

„Grübeln ist der Versuch, schwierige Emotionen durch einen Prozess der Analyse und des Problemlösens zu bewältigen." (2011, S. 49)

Der Betroffene nimmt seine Umwelt und Innenwelt mit dem Bedrohungssystem wahr. Er vergleicht, was ist, mit dem, „was gewünscht, verlangt, erwartet und befürchtet wird" (Crane, 2011, S. 49). Daraus ergibt sich eine Diskrepanz, die den Anlass für die unangenehmen Empfindungen bildet. Das Grübeln dient der Vermeidung der unangenehmen Gefühle. D.h. „der Inhalt solchen Grübelns tendiert oft dazu, sich selbstkritisch auf sich selbst zu beziehen" (Crane, 2011, S. 50). Es stehen Fragen auf wie:

- „Warum fühle ich mich gerade jetzt so niedergeschlagen, traurig, verärgert?"
- „Warum habe ich immer wieder/jetzt gerade dieses Problem mit der Verdauung, mit dem Verband, mit dem Liegen ... ?"
- „Warum passiert so etwas (Ärger mit einer Pflegeperson, Einsamkeit, zu viel Besuch, Missgeschicke ...) immer mir?"
- „Warum schaffe ich es nicht, mit dem Schmerz fertigzuwerden?"

Warum-Fragen (siehe auch S. 54f.) zielen darauf ab, die Ursachen von Problemen zu erkennen. Dadurch halten sie den Menschen in der gegebenen Situation fest. Sie schließen ihn in seiner Lage ein, die ihm ausweglos erscheint. Das entmutigt und führt zu Traurigkeit, Depressivität und Verzweiflung. Die Warum-Frage ist eine „schließende" Frage. Sie schließt den Fragenden in das Grübeln ein, indem sie alles in eine Beziehung zum Fragenden setzt. Häufig haben sie mit vorweggenommener Trauer des Sterbenden über den Verlust seines Lebens zu tun. Er versucht sich im Grübeln den Verlust zu erklären. Deshalb sind schwersterkrankte Menschen für Grübelkonzepte besonders empfänglich; denn das Grübeln vermittelt den Eindruck von eigener Aktivität und Handlungsfähigkeit: „Mensch-Tun" (Kabat-Zinn, 2013a, S. 30). Handeln aber hat mit einem einseitigen Verständnis von Autonomie, Selbstbestimmtheit zu tun. Wer handelt, der leistet etwas. In der Leistung erlebt sich der Mensch selbstbestimmt. Was meist übersehen wird:

Grundlage des „Mensch-Tuns" ist das „Mensch-Sein".
(Vgl. Kabat-Zinn, 2013a, S. 30f., Klie & Student, 2007, S. 42 - 46)

Das Mensch-Sein ist umfassender als das Tun. Palliativpatienten sollten vom Tun auf das Sein hingeführt werden. Was ich bin, nicht so sehr dem, was ich tue, dem gilt das Interesse. Dies ist neben der „kopernikanischen Wende" zum Verzicht auf Ansprüche gegenüber dem Leben der zweite bedeutende krisenreduzierende Perspektivenwechsel in der palliativen Situation.

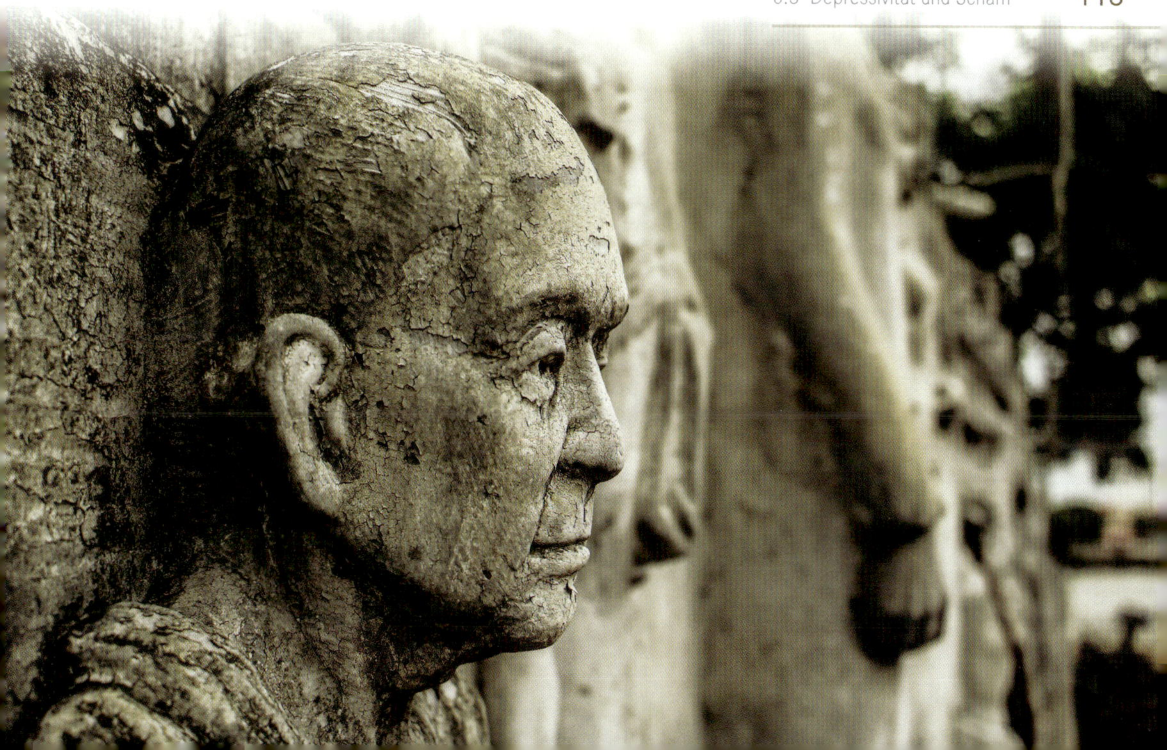

Dem Grübeln kann am besten durch die Aufmerksamkeitslenkung auf die Gegenwart des Sterbenden gegengesteuert werden. Das Aufbauende, Gute, Erträgliche, Entspannende im Augenblick, in dem die Begegnung zwischen Pflegeperson und Patient stattfindet, wird bewusst besichtigt und erfahrbar gemacht.

Dazu dienen Fragen und Impulse wie die folgenden:
„Was haben Sie heute schon Gutes erlebt?"
„Jetzt genießen Sie einfach, dass wir Zeit miteinander haben. Da schicken wir alles Störende und Belastende vor die Tür."
Wenn Sie den Patienten (nicht das Zimmer!) verlassen: *„Spüren Sie noch ein eine halbe Minute nach, was Ihnen gut getan hat, wie nach einem guten Essen"* (Konkretisierungen: den feinen Geruch des Öls oder der Creme, die gute Stimmung in der Unterhaltung, das frische Gefühl auf der Haut, die Entspannung nach der Lagerung, den zurückgehenden Schmerz nach der Injektion ...)

Das Leben wird betont: Sie stellen die guten, tragenden, stolz machenden Erinnerungen, die wertvollen Erfahrungen, mit Herausforderungen fertig geworden zu sein, das, was Sie als Pflegende(n) mit dem Patienten jetzt verbindet, heraus:

Konstruktive Erinnerung:
„Mich hat beeindruckt, was Sie mir über Beruf, Familienarbeit, Hausbau, Hobby, Reisen, große Lebensfeiern erzählt haben"

Einfühlsame Nachfrage:
„Wie haben Sie damals geschafft, mit den Unfallfolgen, mit der Enttäuschung, mit dem Verlust der Eltern ... weiter zu leben?"

Anker im Guten:
„Das Bild von ihrer Familie, die frischen Blumen, die begeisternden Besucher, ihre Freundlichkeit ..., das trägt wieder eine Weile."

Sie geben ermutigende Rückmeldung (Feedback): Wenn eine Krise durchgestanden ist, setzen Sie ein „erlösendes" Signal (auch für das Hirn):

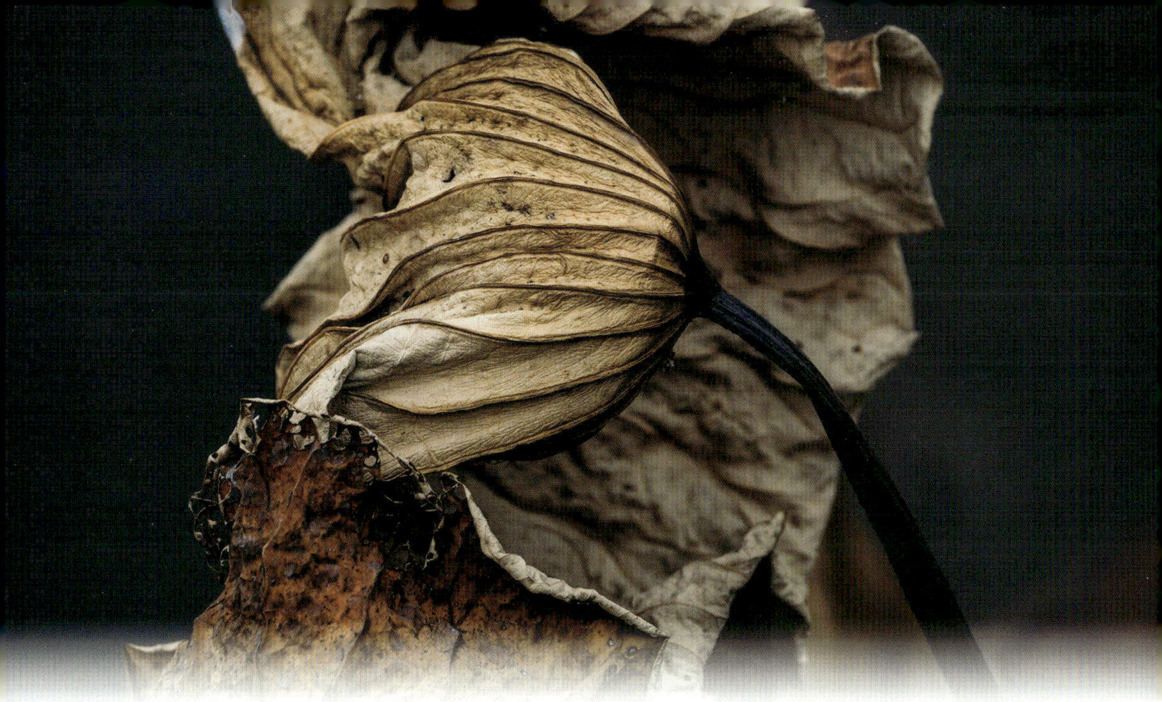

„Das haben Sie geschafft. Es war ein heftiger Schmerz, aber jetzt wirken Sie wieder viel entspannter auf mich.“
„Das war ziemlich beunruhigend, aber jetzt können sie beruhigt sein: Das Schlimmste ist im Augenblick überstanden. Und ***Sie*** *haben das geschafft!“* (Auch Leiden ist eine Leistung!)
„Jetzt sind Sie durch. Haben Sie noch einen Wunsch, etwas, das ihr Wohlsein unterstützt?“

Wichtig ist es dabei, eine möglichst entspannte, sinnliche Atmosphäre zu schaffen oder aufrecht zu erhalten.

Anlass für Grübelattacken sind häufig Schuldgefühle. Denn die Möglichkeiten, der zu sein, als den man sich in Gesundheit und bei Kräften gerne sieht, verschwinden. Dadurch werden selbst kleine Alltagsaufgaben zu großen Problemen. Sie wirken wie die „Scheinriesen“ in den Geschichten von Jim Knopf und der Lokomotive. Je größer der Abstand zum Leben in der depressiven Krise wird, umso bedrohlicher wirken die Selbstverständlichkeiten des Alltags. Hinzukommt in schwerer Krankheit und im letzten Leben, dass sich die Betroffenen häufig als beschädigt und verletzt wahrnehmen. Sie haben Angst davor, in ihrer beschädigten Intimität entlarvt zu werden. Allerdings gilt auch: Wer sich schämt, hat eine intakte Beziehung zu sich. „Scham setzt ein Selbstverhältnis – ein inneres Verhältnis zu sich selber – voraus." (Hell, 2007, S. 133) Deshalb ist Scham ein wichtiger Indikator für ein intaktes Selbstempfinden. Sie markiert dem Mitmenschen die Grenze zur Intimität, die nur vom erkrankten Menschen selbst geöffnet werden kann. „Wer sich schämt, möchte sich schützen. Er möchte verhindern, dass sein Inneres zusätzlich verletzt wird." (Bieri, 2013, S. 172) Bei allen äußeren Defiziten, an die sich der leidende Mensch anpassen muss, will er in sich selbst, in seiner Intimität nicht auch noch soziale Beschädigungen, wie Abwertungen und Beschämungen, hinnehmen müssen. Andererseits kann zu viel Rücksicht als mangelndes Zutrauen verstanden werden, das wiederum Scham auslöst:

„Die trauen mir ja gar nichts mehr zu."

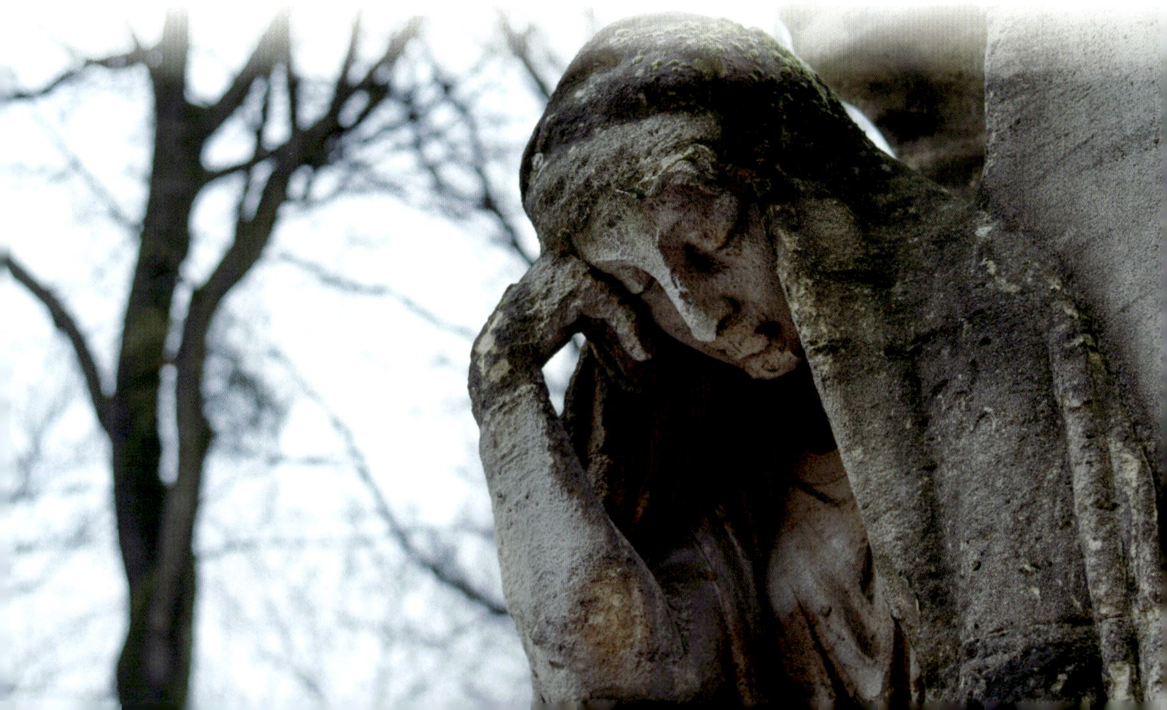

Beschämungsgefühle unterbrechen den Zugang zum Wertezusammenhang, indem sie den Blick des Einzelnen auf sich selbst verändern. Selbstkritische Gedanken begleiten als Bewertungen diese Unterbrechung und führen zur Abwertung oder sogar zur Entwertung, die sich gesteigert in suizidalen Phantasien und Verhalten ausdrücken kann. Scham und Selbstkritik sind mit dem „Schmerz am Leben" eng verbunden. Beides entwickelt sich in den kindlichen Bindungen (siehe auch S. 88f.) und kann zu einer frühen Hemmung einer intakten, wertschätzenden Selbstbeziehung führen. Menschen bewerten sich dann negativ, haben viele selbstkritischen Annahmen über sich und tendieren zur Selbstabwertung. Die lebensendende Krankheit kann in solcher Beschämtheit als „Quittung" des Schicksals oder auch als göttliche Strafe für ein nutzloses, wertloses Leben verstanden werden. Oft werden derartige Haltungen als „unberechtigte Schuldgefühle" gesehen. Aus der Sicht der Psychologie handelt es sich um Beschämtheit, in der sich eine negativ kritische Einstellung des Einzelnen zu sich selber ausdrückt. Nicht selten fühlt sich der so Beschämte sozial, durch das Verhalten der Pflegenden, Ärzte, der Behörden und der Angehörigen in den negativen Annahmen über sich selbst bestätigt. Sterbende Menschen, die wenige oder keine Bedürfnisse äußern, die immer wieder übersehen oder vergessen werden, sind oft auch beschämte Menschen. Sie trauen sich nicht zu, „eine Verbindung zu dem Geist anderer Menschen herzustellen und Zuwendung zu erfahren" (Gilbert, 2013, S. 97).

In der Exploration erzählt nach langwierigem Befragen der Betroffene, dass er unter Menschen noch nie beachtet wurde. Er fiel in der Schulklasse, im Arbeitsleben, im Restaurant, im Sportklub niemandem auf. Es vermisst ihn auch keiner, wenn er nicht da ist.

Derartige Berichte weisen auf den beschämten Menschen hin, der zu unterwürfigem, überangepasstem Verhaltens neigt. Er ringt für sich selbst mit der Überzeugung, unzulänglich und ein Versager zu sein. Dabei halten beschämte Menschen an ihrer Selbstwahrnehmung fest und ängstigen sich, die Kontrolle über ihre Affekte, Gedanken und Phantasien zu verlieren, wenn sie die Scham reduzieren. Sie leisten in der Begegnung einen stillen, aber zähen Widerstand gegen die Versuche, ihnen eine persön-

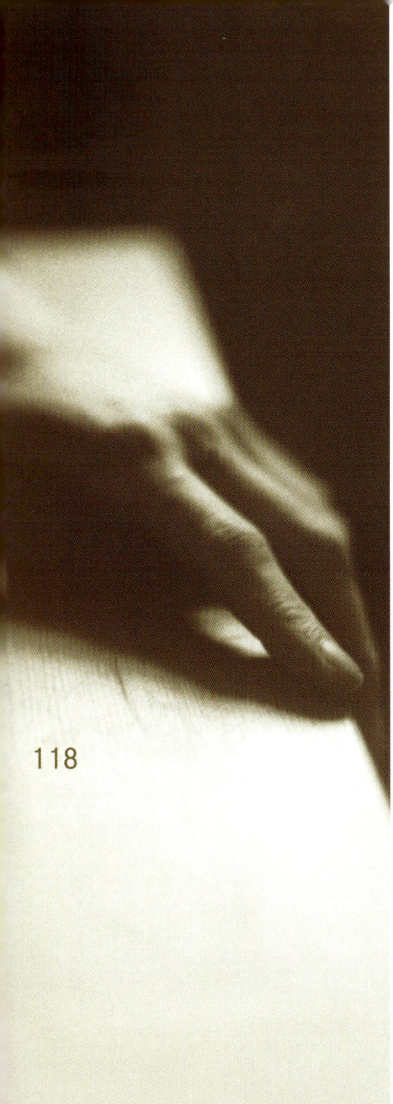

liche Wertperspektive anzubieten. Das Schamverhalten wird häufig durch „passives Ignorieren“ (Gilbert, 2013, S. 101) verstärkt. Es scheint, dass die Pflegenden, die Therapeuten, die Mitmenschen immer etwas Dringlicheres zu tun haben als sich dem Beschämten zu zu wenden. Die „Enttäuschungslücke“ (Gilbert, 2011, S. 402) wächst und mit ihr wird der Beschämte immer mehr auch für sich persönlich zum „unerwünschten Selbst“. Irgendwann nimmt er an, dass es keinem auffällt, wenn er verstorben ist. Dadurch wird ständig das Bedrohungssystem aktiviert, das dem Selbstschutz dient. Er will ja gesehen werden und angesehen sein. Beschämung macht mit der Zeit argwöhnisch und erschwert Vertrauen. Sie isoliert.

Das Krisenpotenzial der Scham verringert sich dadurch, dass Pflegende den Menschen wahrnehmen, ihm das Gefühl geben, gesehen zu werden. Das einfache, bewusste „In-Kontakt-Sein“ mit einem Menschen regt dessen konstruktiven Selbstkontakt an (siehe auch Seite 79ff.). Es ist der erste Schritt in Richtung Selbstakzeptanz. Der Betroffene beginnt sich langsam als den Menschen anzunehmen, zu dem er in der palliativen Lage geworden ist. Pflegende trauen ihm das Gespür für das rechte Maß an Intimitätsschutz und Vertrauensgewährung zu. Sie überlassen dem Menschen, wo und wie er seine Grenze zieht, und machen ihm klar, dass sie ihn darin samt seiner Selbstverantwortlichkeit respektieren. Dadurch kann der Patient, der sich schämt, seine Würde wahren und Vertrauen wagen. „Würde ... ist das Recht, nicht beschämt zu werden.“ (Bieri, 2013, S. 172) Psychologisch ist es also wichtig, den Unterschied zwischen Gefühlen der Beschämung und der Schuld zu sehen und ernstzunehmen.

Schuld ist kein Gefühl, sondern ein Phänomen des Lebens, das im Spannungsfeld von Freiheit und Verantwortlichkeit begründet ist. Verantwortung wirkt sich auf die Lebensführung aus, denn sie grenzt die Freiheit ein. Jene wird also nicht allein durch objektive Schranken wie Normen und Gesetze eingeschränkt, sondern auch subjektiv durch die Einstellung des Einzelnen gegenüber seinen Verhaltensweisen. Die Verantwortung macht dem Menschen bewusst, dass ihn die Gestaltung seiner Freiheit mit Richtlinien konfrontiert, die sich aus einem Wertesystem ableiten lassen. Dabei ist es nicht der „Richterspruch" einer Instanz, die bestrafen kann, der die Schuld in einer Situation begründet. Es ist vielmehr die Wahrnehmung des Widerspruches zwischen dem persönlichen Handeln (hier gerade nicht Erleben, das der Scham zugehört) und dem geltenden Maßstäben für das Verhalten. D.h.: Schuld qualifiziert ein Verhalten als abweichend, widersprüchlich und schädigend.

„Es geht nicht um das globale Gefühl, selbst gut oder schlecht zu sein, es geht um ein bestimmtes Verhalten.

Man kann nicht allein deshalb Schuldgefühle empfinden, weil man etwas gedacht oder gefühlt hat, wenn das nicht zu einer wirklichen Verletzung oder einem Schaden für einen anderen führt." (Gilbert, 2011, S. 419)

Schuld enthält – auf das letzte Leben geblickt – den **Appell,**

~ das Ganze des Lebens **wahrhaftig zu bewerten**
~ durch die **Erarbeitung einer inneren Haltung** oder
~ über **tatsächliches Handeln**
~ eine Verletzung, einen Schaden wieder gut zu machen.

Schuldgefühle sind demnach der emotionale Ausdruck von gespürter Verantwortlichkeit, der versäumten ebenso wie der zur Wiedergutmachung. Schuld ist aus psychologischer Sicht ein Phänomen, das „uns hilft, Beziehungen aufzubauen und zu erhalten" (Gilbert, 2011, S. 413). In der Empfindung von Schuld drückt sich konstruktive Verantwortlichkeit aus. Beschämungsgefühle dagegen haben mit der Selbstabwertung des Einzelnen zu tun.

6.4 Vermeidung und Angst

Menschen in der palliativen Situation quälen immer wieder Befürchtungen zum Verlauf ihres letzten Lebens, zu den Möglichkeiten eines „Danach", eines „Jenseits", zur Verlässlichkeit der Menschen, die für sie da sind. Sie haben aber auch Angst um das schiere Leben. Jene äußert sich oft in psychomotorischer Unruhe (Bettflucht) oder in depressivem Rückzug (Cave: Nicht jede Desorientierung in der Sterbephase ist eine demenzielle Veränderung! Sie kann auch Ausdruck frustrierten oder depressiven Rückzugs sein.). Es ist ähnlich wie bei der depressiven Krise abzuwägen, ob die Angst um das Leben dem Sterbenden als wichtige Erfahrung zuzumuten ist, und, wann sie medikamentös gelindert werden sollte. Angst in Todesnähe ist natürlich. Denn sie ist die genetisch angelegte Reaktion auf Bedrohung. Das Bedrohungssystem aktiviert schützendes Verhalten. Wird das Bedrohungssytem pharmakologisch gehemmt, kann es seine Schutzwirkung nicht entfalten. (Riedel, 2017, S. 26f.; 123ff.)

Psychologisch unterscheiden wir zwei Hauptgruppen im Formenkreis der Angst, die im letzten Leben krisenbegünstigend wirken:

Befürchtungen und Besorgtheit

- **Befürchtungen:** unangenehme Annahmen über die Zukunft
  Fragen: *Wie sehen Sie denn die nächste Zeit? Was ist das Schlimmstmögliche, was passieren kann?*
- **Besorgtheit:** Verhaltenseinstellung angesichts unangenehmer Zukunftserwartungen
  Fragen: *Was macht Ihnen diese Sorgen? Worum sorgen Sie sich am meisten?*

Als Begleitsymptome bei Befürchtungen und Besorgtheit sind wahrzunehmen:

- Unruhe, leichte Schlafstörungen (erschwertes Einschlafen, Durchschlafstörungen), Dauergrübeln oder Grübelattacken, Weinerlichkeit, Niedergeschlagenheit, grundlegender Pessimismus

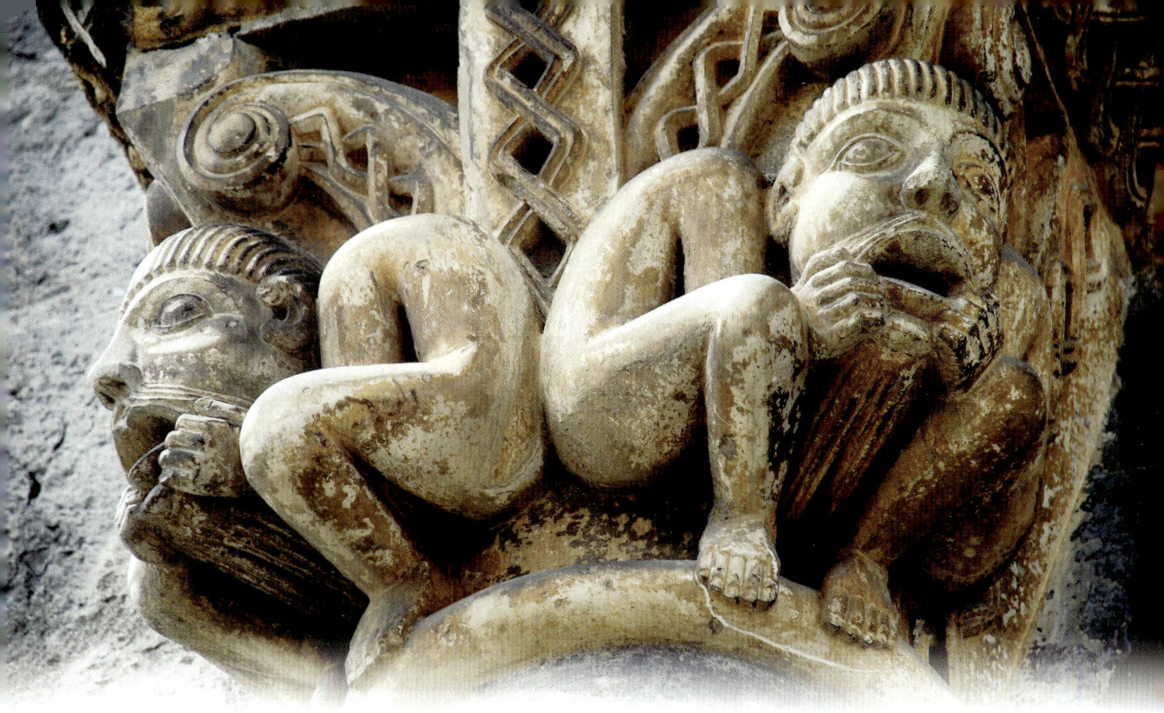

- Kommunikativer Umgang: Leiten Sie von der Frage „Warum?“ zu der Fragestellung über: Was sagt mir das über mich selbst und meine Lage?
- Selbstberuhigung: Sorgenhierarchie (die drei quälendsten Sorgen), Problemversachlichung, „Was-wäre-das-Schlimmste-Imagination“, Unterscheidung zwischen Wichtigkeit (Lebensgrundlagen: Wünsche? Ziele? Werte?) und Dringlichkeiten (scheinbare oder echte Notwendigkeit)

Angst, Furcht und Panik

- **Angst:** diffuse negativ erlebte Emotion (generalisierte Angst)
  Fragen: *Wie erleben Sie die Angst? Wann erleben Sie die Angst besonders intensiv? Gibt es auch angstfreie Zeiten und Erlebnisse? Erzählen Sie davon!*
- **Furcht:** Abwehrreaktion gegenüber konkreten Ereignissen oder Objekt (Phobie)
  Fragen: *Wovor haben Sie besonders Angst? Tritt diese Angst nur davor (...) auf? Wo in sich spüren Sie die Angst am meisten?*
- **Panik:** verselbstständigte somatische Furchtsymptome

Zuerst beruhigen: *Es fühlt sich zwar für Sie schlimm an. Es passiert aber körperlich nichts Schlimmes. Ich bin/bleibe da. Sie können sich auf mich verlassen. Hier kann zusätzliche äußere Sicherheit angeboten werden wie ein Sessel, stabile Lagerung, etwas zum Festhalten.*
Danach Aufforderung: *Erzählen Sie mir: Was erleben Sie, wenn Sie die Angst packt?*

Leitende Begleitsymptome bei **Furcht und Angst** sind:

~ Stressreaktion mit starker körperlicher Beteiligung, oft: unruhige Erschöpftheit
  Was fehlt: dauerhafte Schlafstörungen, Dauergrübeln oder Grübelattacken, Niedergeschlagenheit, grundlegender Pessimismus
~ Kommunikativer Umgang: Entspannung durch Distanzierung („Ich lasse mir von mir selber nicht alles gefallen."), durch Ermutigung (bewusster Blick auf das Gelingende), durch Dereflexion (Blick auf Wichtigeres und Wertvolleres als die Angst), durch Liebenswertes (Geborgenheit im Leben)

Panik kann sowohl bei Furcht wie auch bei Angst auftreten.

Aufgrund der dramatischen Symptomerfahrung fördert Panik die Erwartungsangst und damit die Ausbildung einer Angststörung. Panik und Angststörungen sind immer behandlungsbedürftig. Angstlösende Medikation führt zur Symptomentlastung. Psychotherapie (vor allem: kognitive Verhaltenstherapie) begünstigt einen nachhaltigen Heilungsprozess. Die akute Krisenintervention besteht zuerst darin: Sie bieten dem Betroffenen sicheren, aber offenen Halt an (Schulter an Schulter mit dem Betroffenen) und sprechen beruhigend mit ihm, d.h. Sie legen zwischen den kurzen Sätzen Pausen ein *(„Es ist gleich vorbei ...", – „Lassen Sie es einfach geschehen, – ich bin da: – es kann nichts Schlimmes passieren.").*

Eine oder gelegentliche Angstattacken im letzten Leben stellen noch keine Störung dar. Wichtig ist es, fachlich klären zu lassen, ob die auftretende Angst mit konkreten Menschen, Erlebnissen

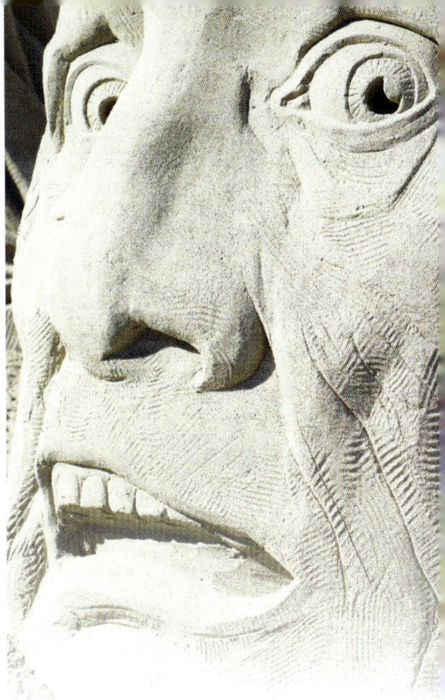

oder auch Gegenständen (Spritzen-, Nadelphobie) zu tun hat – oder einen nächsten Schritt auf das Sterben zu markiert. Bestimmte Situationen regen einen „Gefühlston“ (Hanson & Mendius, 2012, S. 51) an, der das gesamte arbeitende Gehirn beeinflusst. Ängstigende, bedrohliche Stimuli wie die Wahrnehmung zunehmender Schwäche, flacher werdender Atmung, von Schluckbeschwerden oder Appetitlosigkeit beeinflussen die Gesamthaltung des Sterbenden unbewusst. Der Patient verweigert sich, macht sich steif und starr, verschließt den Mund etc., weil ihn ein Gegenstand, eine Geste, einen Geruch an eine bedrohliche Lage erinnern. Hanson und Mendius nennen dafür ein treffendes, erklärendes Bild: „Stöcke sind stärker als Karotten“ (Hanson & Mendius, 2012, S. 56). Evolutionär bedingt wird das Bedrohungssystem bevorzugt angesprochen, wenn es um unangenehme Situationen, Bedrohung, Gefahr, eben die drohenden Stöcke geht, weil damit das Überleben des Einzelnen gesichert wurde. Deshalb prägen sich unangenehme Erlebnisse nachhaltiger an als konstruktive.

Das Bedrohungsgedächtnis wirkt wie Klett, der haftet schnell und langfristig. Für die Pflege und die Begleitung heißt das: Sog. „schwierige Bewohner, Patienten oder Gäste“ reagieren oft gar nicht auf die konkrete Pflegesituation oder -person, sondern evtl. auf irgendeinen, detaillierten Reiz in dieser Situation oder etwas an der Person, das mit einem früheren unangenehmen Erlebnis verbunden wird. Hier ist sorgfältige biographische Nachforschung erforderlich, um die Lage zu erfassen und zu ändern. Weil unser „Glücksgedächtnis“ – das für die Karotten – teflonbeschichtet ist, gleiten schöne Erlebnisse leicht daran ab. Sie müssen aus diesem Grund bewusst erinnert werden. Je öfter sie ins Bewusstsein gelangen, um so eher prägen auch sie sich ein. Neigt ein Sterbender zu einem ängstlichen Gefühlston, ist es sinnvoll, ihm immer wieder in sicheren und wohltuenden Lagen Gespräche zur guten Gegenwart oder zu wertvollen Erinnerungen anzubieten.

Weitere Anregungen für die Intervention bei Angstzuständen sind:

- Sterbende können angeleitet werden, ihren Körper wahrzunehmen: Sie können erfragen oder zum Hindeuten auffordern, wo am Leib die Angst am deutlichsten verspürt wird.

Legen Sie die Hand des Betroffenen, ein (wärmendes) Kissen, ein Handtuch auf die Körperstelle und leiten Sie an, ruhig dorthin zu atmen, wo das Kissen etc. liegt. Mit Atemsynchronisation verstärken Sie den Beruhigungseffekt.

- „Solange ich meinem Körper in seiner Angst zuschauen kann, solange bin ich mehr als die Angst." (Reddemann & Dehner-Rau, 2008, S. 100) Ein solcher Satz schafft Beruhigung für den Sterbenden; denn er zeigt ihm, dass er auch angesichts der Angst sein Leben führt.
- Zur Selbstbelohnung anzuregen, fördert das Gefühl, am und im Leben zu sein. Wenn die Angst überstanden ist, wird der Betroffene ermutigt, sich mit einer Kleinigkeit selbst belohnen oder belohnen lassen. Das kann auch einmal etwas „Verbotenes" oder Außerordentliches sein wie ein Schluck Sekt, Wein oder Bier, eine Süßigkeit - oder auch ein nettes Accessoire sein.

Eine Dame mittleren Alters gönnt sich während Ihrer Zeit im Hospiz eine wunderbare Schärpe, die sie sich im Internet bestellte. Sie wollte sich damit sichtbar für die überstandene Entscheidungsangst, in das Hospiz überzusiedeln, belohnen. Mit Würde und Stolz trug sie die Schärpe, wenn sie Ihr Zimmer verließ oder Besuch erwartete.

Gesten der bewussten Selbstbelohnung fördern die Fähigkeit zur Selbstberuhigung. Sie schaffen auch die Aufmerksamkeit für die eigenen Person (Kuhl, 2010, S. 405), die den Anker für die persönliche Würde des Menschen darstellt.

Fassen wir zusammen: Angst, Scham, Zorn und Wut sind elementare Emotionen des Menschen, die der „Tiefenperson" (Frankl, 1988, S. 24) zugehören. Sie sind energiegeladen.

Ihre Funktion besteht in der Wahrung der personalen Würde des Menschen:

- Angst warnt vor Bedrohung und Gefahr.
- Zorn verteidigt unsere Heiligtümer.
- Scham warnt davor, anderen in der beschädigten Intimität ausgeliefert zu sein.

- Wut verweist darauf, dass Bedürfnisse mehr beachtet werden müssen.

Jede der tiefen Emotionen kann entgleisen, sich verselbstständigen und damit Krisen begünstigen. Panik als unkontrollierte Reaktion auf bedrohliche Lebenslagen, Wut als Folge von Frustrationen vermeintlicher Ansprüche gegenüber dem Leben, Beschämung als negative Selbstkritik halten den Sterbenden in Krisen fest. Sie hindern ihn an der angemessenen Auseinandersetzung mit dem Abschied von seinem Leben. Er nimmt dann diese Herausforderung nicht mehr als Aufgabe, sondern als Last und Bedrohung wahr. Damit verschließt er sich selbst die Möglichkeit, sein letztes Leben sinnvoll und entlang seiner Wertüberzeugungen zu gestalten. Insofern ist der wertschätzende Kontakt all derer, die mit dem Sterbenden in Berührung kommen, die wichtigste Ressource, um Krisen zu begegnen (Riedel, 2017, S. 29f.).

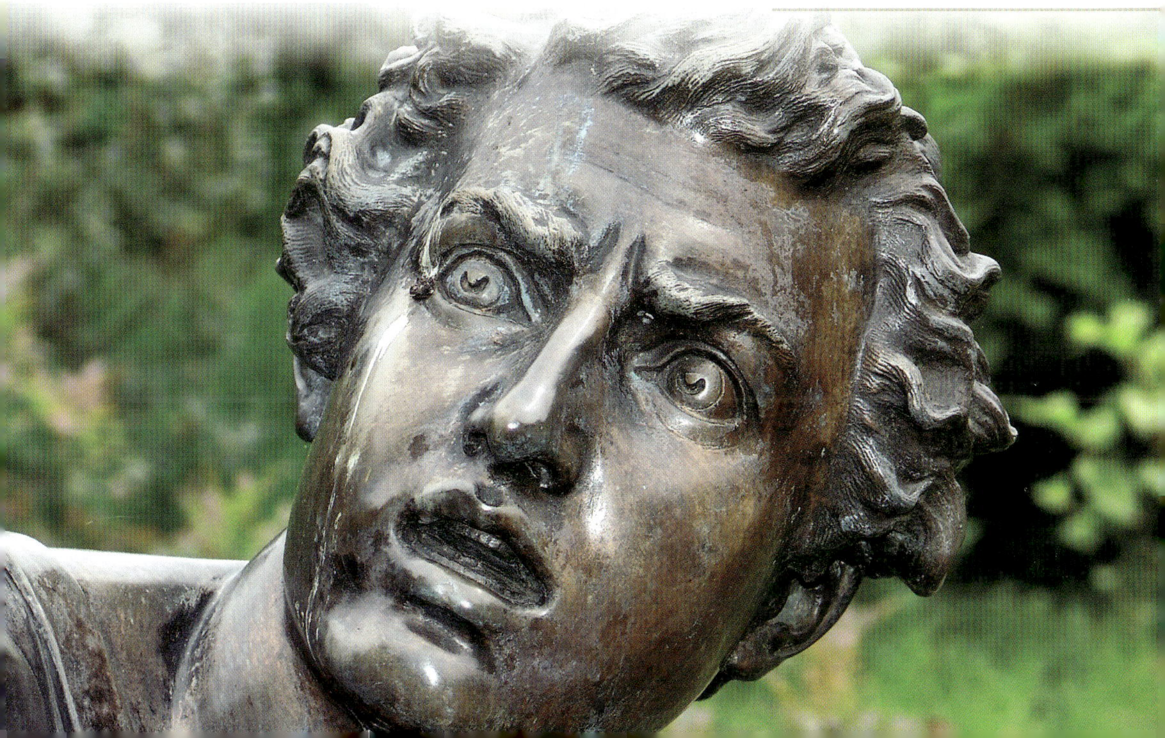

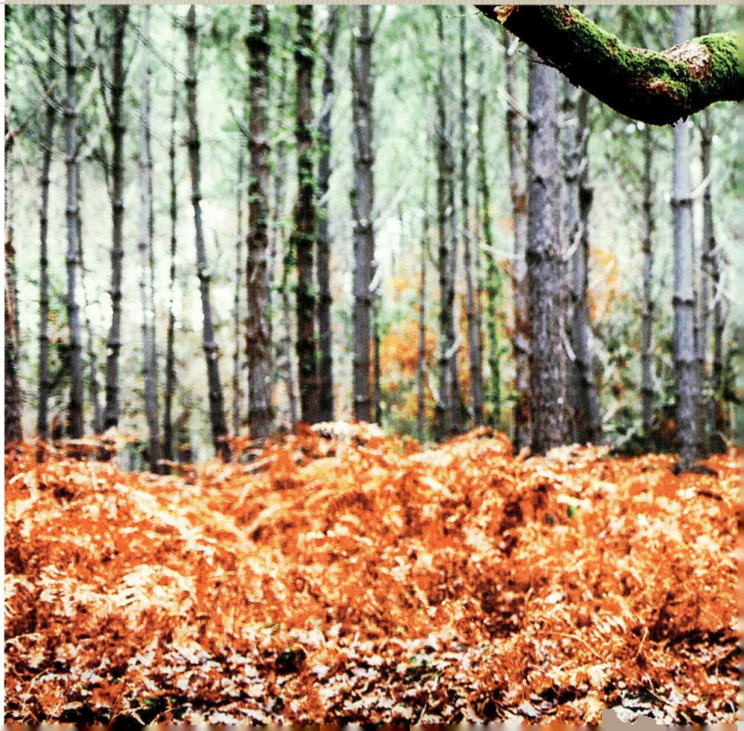

Kapitel 7
Begleitetes Sterben

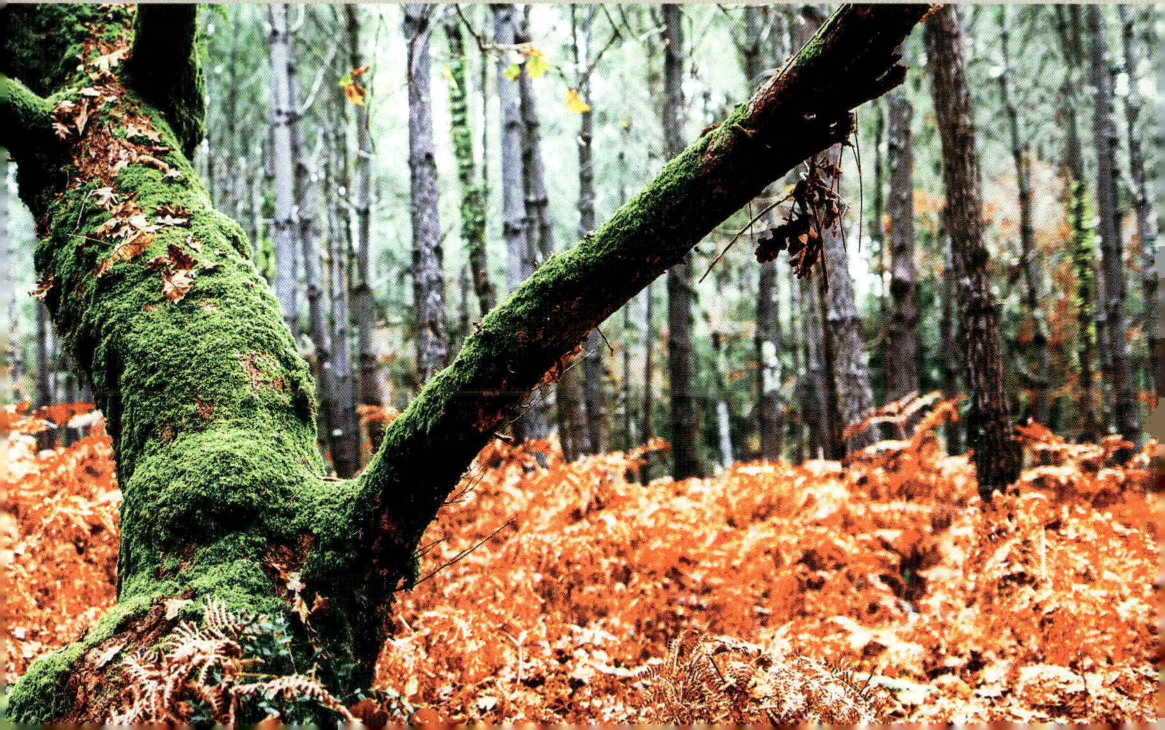

7 Begleitetes Sterben

Ob es ein gutes Sterben oder den guten Tod gibt, ist zu bezweifeln. Im Sterben und angesichts des Todes geht es immer um das Leben, das von vielen Menschen als das höchste Gut empfunden wird. Der Abschied vom Leben ist ein Anpassungsprozess, der verlangt, die Sterblichkeit in der Form einer schweren Erkrankung und zunehmender Gebrechlichkeit auszuhalten. Die Endlichkeit aller Lebensprojekte ist hinzunehmen und letztlich anzunehmen. Das Zurücklassen nahestehender Menschen, aber auch unwiederbringlich versäumter Möglichkeiten und Gelegenheiten des Lebens löst Trauer aus. Trauer ist nicht Traurigkeit.

„Während Traurigkeit ein Gefühl darstellt, ist Trauer ein Verarbeitungsprozess.“ (Hell, 2007, S. 107)

Trauer ist die menschliche Form der Anpassung an den Verlust eines oder mehrerer Werte (Riedel, 2017, S. 23). Das kann mit Traurigkeit, Depressivität, Frustrationen, Zorn verbunden sein. Wer trauert, sucht nach Bedingungen, mit dem Verlust das Leben zu gestalten (Trachsel & Maercker, 2016, S. 33f.). Dies wird im letzten Leben schwer, weil das Leben selbst als endliche Ressource wahrgenommen wird. Auf die wichtige Einsicht der Stressforschung wurde bereits verwiesen: Wenn Menschen wenige oder keine Möglichkeiten sehen, eine aufgebrauchte oder verlorene Ressource wieder zu gewinnen, erhält das Krisen aufrecht (Siehe auch S. 78). Insofern ist Krisenintervention im letzten Leben eine Gratwanderung zwischen unberechtigter Hoffnung, dass sich schon noch eine Lebenschance ergeben wird, und der ängstlichen Verzweiflung, die die Konfrontation mit dem Tod als Ende des Lebens auslöst. Deren Wirkung hängt auch von den Annahmen und Vorstellungen über den Tod, das Totsein, ab. Wie sieht ein Mensch den Tod? Ist der Tod eine Grenze oder das Ende?

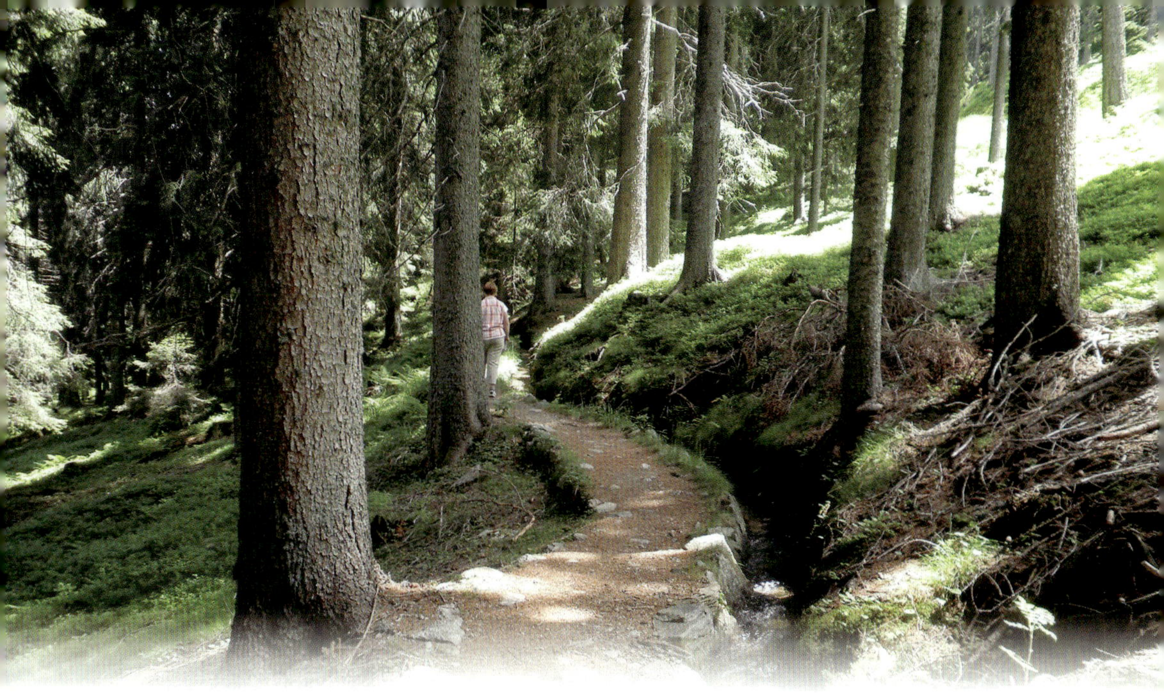

Eine junge Frau (Mitte dreißig), deren Mutter unheilbar erkrankt auf ihren Tod zugeht, erzählt in der Therapie folgenden Traum:

„Meine Mutter und ich, wir gehen auf einem Weg. Auf einmal sehe ich, dass unser Weg durch einen kleinen, klaren Bach getrennt ist. Ich spüre die Nähe meiner Mutter, obwohl sie nicht zu mir spricht. Sie ist irgendwie entrückt. Aber ich spüre ihre Nähe. Wir gehen immer weiter. Auf die sinkende Sonne zu. Ein wunderbares, warmes Licht leuchtet auf unseren Weg. Da laufen unsere Wege auseinander. Ich will über den Bach zu meiner Mutter kommen. Sie wehrt ab. „Komm nicht zu mir. Jetzt trennen sich unsere Wege. Du gehst deinen Weg. Ich gehe meinen Weg." Als ich nach vorne schaue, sehe ich einen lichten Wald. Auf ihn läuft der Weg meiner Mutter zu. Mein Weg verliert sich am Horizont. „Ich möchte mit dir gehen." Meine Mutter antwortet: „Du gehst deinen Weg. Wir können uns begegnen, wenn ich die Grenze überschritten habe." Sie weist auf den Wald hin. Dabei wirkt sie gebeugt und gebrechlich. „Der Bach des Lebens ist die Grenze zwischen uns. Er grenzt mein Leben von deinem Leben ab. Er begrenzt mein Leben. Noch lange nicht deines. Lebe dein Leben. Du kannst es."

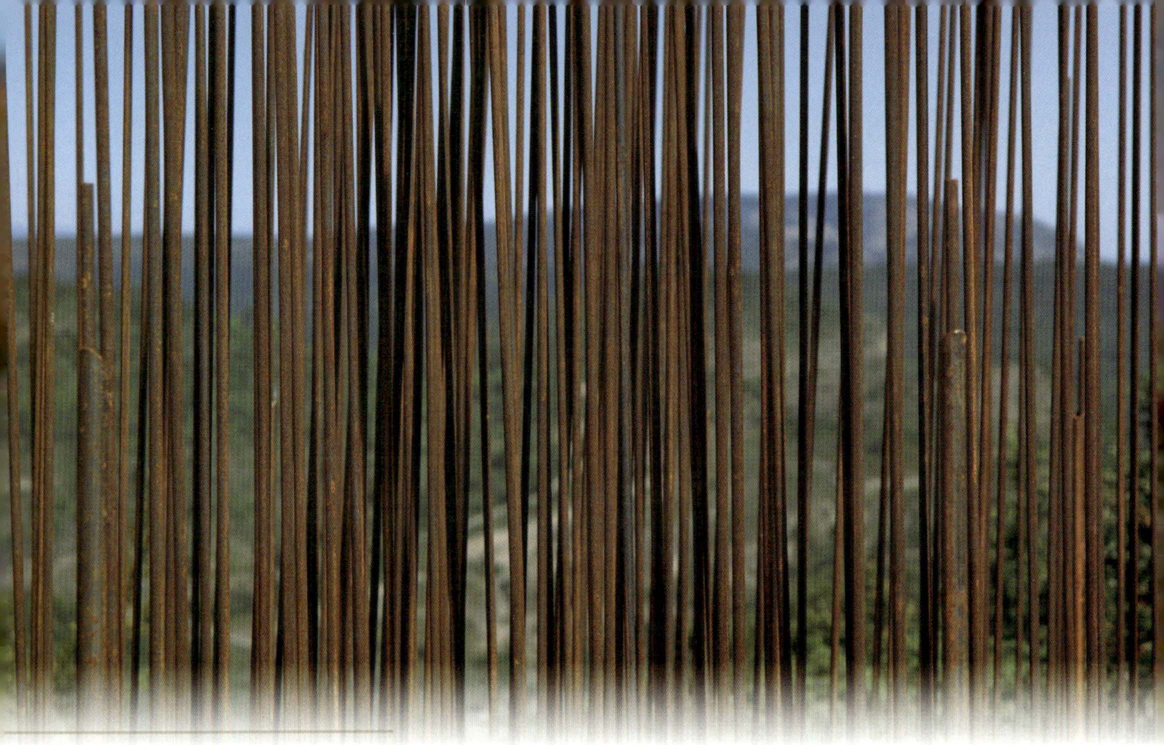

In diesem Traum wird der Tod als Grenze gesehen, die zwei Wege von einander scheidet. Wer an einer Grenzlinie steht, dem ist zumindest ein Blick in das Gebiet jenseits der Grenze möglich. Eine Grenze kann auch überschritten werden – in einen anderen Raum. Viele Religionen und Weltanschauungen vertreten dieses Bild vom Tod als Grenze zwischen verschiedenen Welten. Das nimmt dem Tod etwas von seinem Schrecken. Zugleich bringt die Vorstellung der Grenze den Tod in einen Zusammenhang mit dem Leben. V. Frankl formuliert das so: „... angesichts des Todes als unübersteigbarer Grenze unserer Zukunft und Begrenzung unserer Möglichkeiten, stehen wir unter dem Zwang, unsere Lebenszeit auszunützen und die einmaligen Gelegenheiten – deren »endliche« Summe das ganze Leben dann darstellt – nicht ungenützt vorübergehen zu lassen." (Frankl, 1987, S. 109) Dies gilt auch für das letzte Leben. Wer stirbt, lebt ja noch – und kann im Rahmen seiner Möglichkeiten, sein derzeitiges, vom Sterben gekennzeichnetes Leben noch gestalten. Das verändert die Ressourcenperspektive. J. Kabat-Zinn, der amerikanische Achtsamkeitspsychologe, hat dies prägnant in einer für Sterbende beruhigende Aussage formuliert:

„Solange Sie atmen, ist mit Ihnen wirklich mehr in Ordnung als nicht in Ordnung – unabhängig davon, was auch immer nicht in Ordnung ist.“ (Kabat-Zinn, 2013b, S. 19)

Das kann für den Menschen im letzten Leben ein geeigneter Halt sein: Solange der Atem fließt, hat jeder die Möglichkeit der Lebensgestaltung. Gerade im letzten Leben wird die Zeit knapp, d.h. nichts mehr sollte aufgeschoben werden. Alles Lebbare sollte gelebt werden. Deshalb gilt für Sterbende wie auch für alle, die sich noch mitten im Leben stehen:

„Lebe und erlebe dein Leben!“

Das letzte Leben erscheint so als Lebensweg und als Sterbeweg zugleich. Was im bisherigen Leben galt, behält trotz des Todes, der am Ende des Weges auf den Betroffenen zukommt, seine Bedeutung:

~ Treue zu sich selbst (Authentizität)
~ Wertschätzung des ganzen Lebens (Zufriedenheit)
~ Akzeptanz dessen, was ist (Realismus)
~ Das Leben teilen (Mitgefühl)
~ Gegenwärtig sein (Präsenz)

Diese Lebensmittel können in der Begleitung des Sterbenden gefördert werden. Sie bleiben tragende Ressourcen; denn sie sind in der zwar durch Krankheit und Leid störbaren, aber in ihrem Kern unzerstörbaren Person des Menschen verankert (Riedel, 2017, S. 48). Sie ermöglichen dem Menschen ein Selbstverhältnis, gleich ob er sich demenziell verändert, sich im terminalen Delir befindet oder anderweitig im Ausdruck seiner selbst beeinträchtigt ist. Bei E. Lukas (1988, S. 71) findet sich die Geschichte von der Perle und der Auster, die der Leidensarbeit des Sterbenden ein berührendes Bild gibt:

Die Auster lag im kühlen, bewegten Wasser des Meeres. Sie genoss die sanfte Strömung, die sie hin- und herwiegte. Frisches Wasser strudelte durch sie hindurch. Sie machte sich dafür so weit auf, wie sie konnte. Sie war zufrieden mit sich selbst, mit ihrem Leben.

Sie genoss gerade die dämmerige, ungestörte Einsamkeit dort unten auf dem Grund des Meeres. Da spülte eine sanfte Wasserbewegung Sand in die Auster. Rasch schloss sich die Muschel, um den eindringenden Sand abzuwehren. Mit der raschen Bewegung presste sie Wasser und Sand in das Meer zurück. Sie sank zurück auf den Grund und überließ sich wieder der kaum merklichen Bewegung des Meeres.

Irgendetwas aber irritierte die Auster. Sie empfand ein leichtes Kratzen in ihrem geschlossenen Kalkgehäuse. Es war ein Sandkorn, das zurückgeblieben war. Die Auster versuchte sich gegen den Eindringling zu wehren. Doch nichts half. Im Gegenteil: Je heftiger sie sich gegen das Sandkorn zur Wehr setzte, umso deutlicher spürte sie es. Alle ihre Gefühle waren bei dem Sandkorn. Sie meinte jede Unebenheit des winzigen Körnchens zu spüren. Sie fand keine Ruhe mehr. Mächtig war das leblose Sandkorn in ihr geworden. Denn die Auster band ihr gesamtes Wohl und Wehe daran, wie sehr sie das Sandkorn spürte. Der Schmerz bestimmte ihr Leben. So vergaß sie beinahe, dass die Ursache dieses Schmerzes ein kleines Sandkorn war.

Erschöpft durch den vergeblichen Kampf gegen den Schmerz dämmerte die Auster vor sich hin. In ihrem Inneren legte sich langsam eine hauchdünne Perlmuttschicht um das Sandkorn. In jeder Atempause der Auster wurde der schimmernde Perlmutt ein wenig mehr. Das fremde Sandkorn wuchs so in die Muschel ein. Der Perlmutt war ein wenig uneben vielleicht, aber glatt und er gehörte der Austernmuschel. Er schützte sie vor dem Schmerz.

Als nach einiger Zeit jemand die Auster aufsammelte und sie öffnete, da fand er eine wunderbare Perle in ihr.

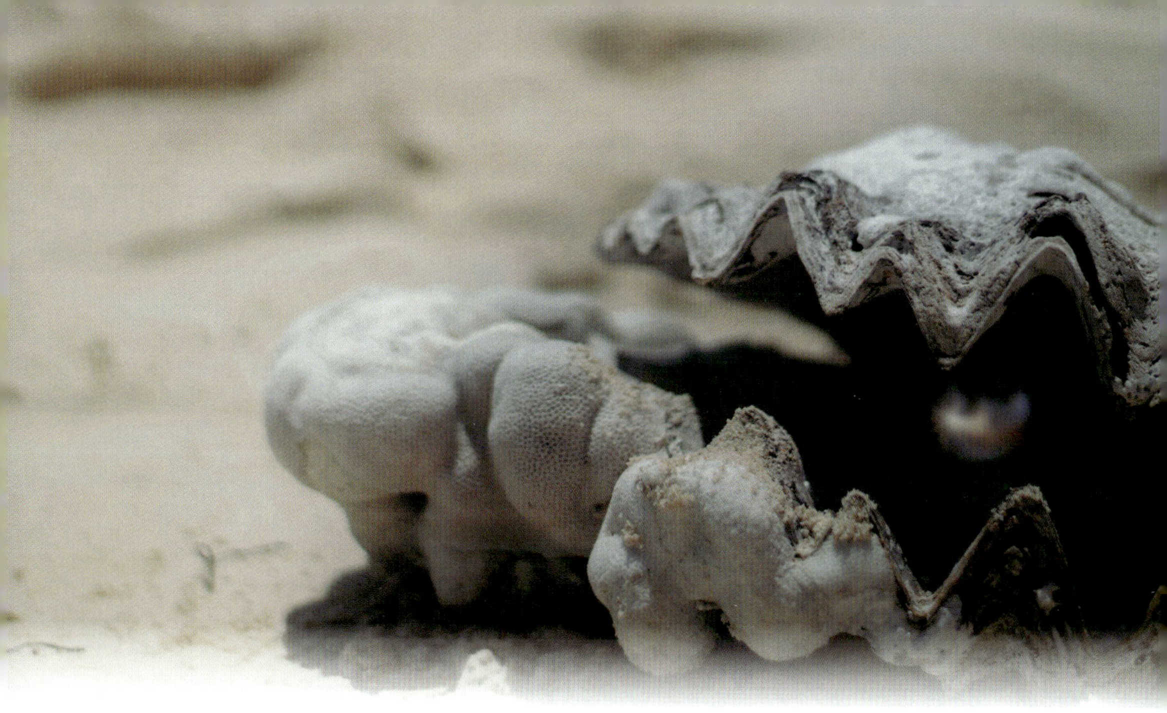

Durch die Formen hospizlicher Betreuung und palliativer Versorgung wird es möglich, sterbende Menschen so zu begleiten, dass sie die „Perle“, das wertvolle Denkmal des persönlichen Lebens, gestalten können. Viele Stressoren, die Menschen in den Krisen festhalten, können durch die palliative und hospizliche Umsorge verringert werden. Dadurch bleiben dem Sterbenden Krisen freilich nicht erspart. Sie gehören zum Leben, weil Leben sich in verantworteter Freiheit vollzieht. Wo Freiheit ist, da werden Entscheidungen gefordert. V. Frankl wies darauf hin, wenn er fragt: „Was also ist der Mensch? Er ist das Wesen, das immer entscheidet, was es ist.“ (Frankl, 1994, S. 139) Um entscheiden zu können, bedarf es wertvoller Kriterien, an denen sich der Entscheidende orientiert. Darin besteht, wie eingangs (Siehe auch S. 50f.) dargestellt wurde, die Führung des eigenen Lebens. Der Einzelne kann sich an Grenzen führen, an denen es nur noch schwer möglich ist, den Sinn des gegenwärtigen Lebens zu erkennen. Das bewegt schwerst Erkrankte zu Entscheidungen wie der palliativen Sedierung (Riedel, 2017, S. 145ff.), die von der

Last der Symptome befreit. Andere äußern den Wunsch nach einem assistierten Suizid (Riedel, 2017, S. 140ff.), um das Sterben abzukürzen. Wichtig in beiden extremen Lagen ist das geduldige, wiederholte und multiprofessionelle Gespräch mit dem Sterbenden, das die Möglichkeiten der Linderung der existenziellen Lebenslast wie auch der Lebenschancen, die noch auffindbar sind, erörtert. Hier gewinnt die Ressource Zeit eine wichtige Bedeutung. Wenn Sterbende an die Grenze ihrer Fähigkeiten kommen, das gegenwärtige Leben in seiner ganzen Bedrohtheit und Qual auszuhalten, dann unterbricht dies auch den versorgenden und betreuenden Alltag aller Beteiligten. Unterbrechung heißt, dass die Routinen angehalten werden und die Zeitschneise aufgehalten wird, die für solche lebensentscheidenden Erwägungen erforderlich ist. Hier werden Interventionen notwendig, die vor allem der Ruhe, des mitfühlenden Abstandes zur Not des Sterbenden, der Reflexions- und Gesprächsräume bedürfen, so dass sich alle am Beratungs- und Entscheidungsprozess Beteiligten klären können, bevor sie durch eine Entscheidung zu Betroffenen werden.

Die leitenden Fragen dazu werden sein:

- Was können wir dazu beitragen, dass die Würde des Sterbenden unterstützt wird und erhalten bleibt?
- Worauf wollen, müssen wir verzichten, um dem Sterbenden den Raum für seine Entscheidung zu erhalten?
- Was müssen wir in den Überlegungen des Sterbenden respektieren, auch wenn es vielleicht fremd ist, unseren Vorstellungen kaum entspricht?
- Wie können wir auch das Fremde, Unvertraute so umsetzen, dass die Vorstellung des Sterbenden weitestgehend gewürdigt ist?
- Wo liegt für die Begleitenden, Pflegenden die Grenze des Zumutbaren? Wie sprechen wir darüber?

Sterbebegleitung hat viel mit Lernen und steter Kompetenzerweiterung zu tun. Denn jeder Weg durch das letzte Leben, wird bei aller abstrakten Vergleichbarkeit einzelner Syndrome, immer ein höchstpersönlicher Weg sein. Jeder Sterbende wird seine eigenen Fragen an das Leben stellen, aus dem er gerade geht. Es wird keine allgemeingültige Antwort darauf geben, sondern nur individuelle, die jeder Sterbende zu erarbeiten herausgefordert wird. Ziel aller Bemühungen wird immer sein:

Den letzten Tagen mehr Leben zu geben, wie C. Saunders es unüberbietbar formulierte.

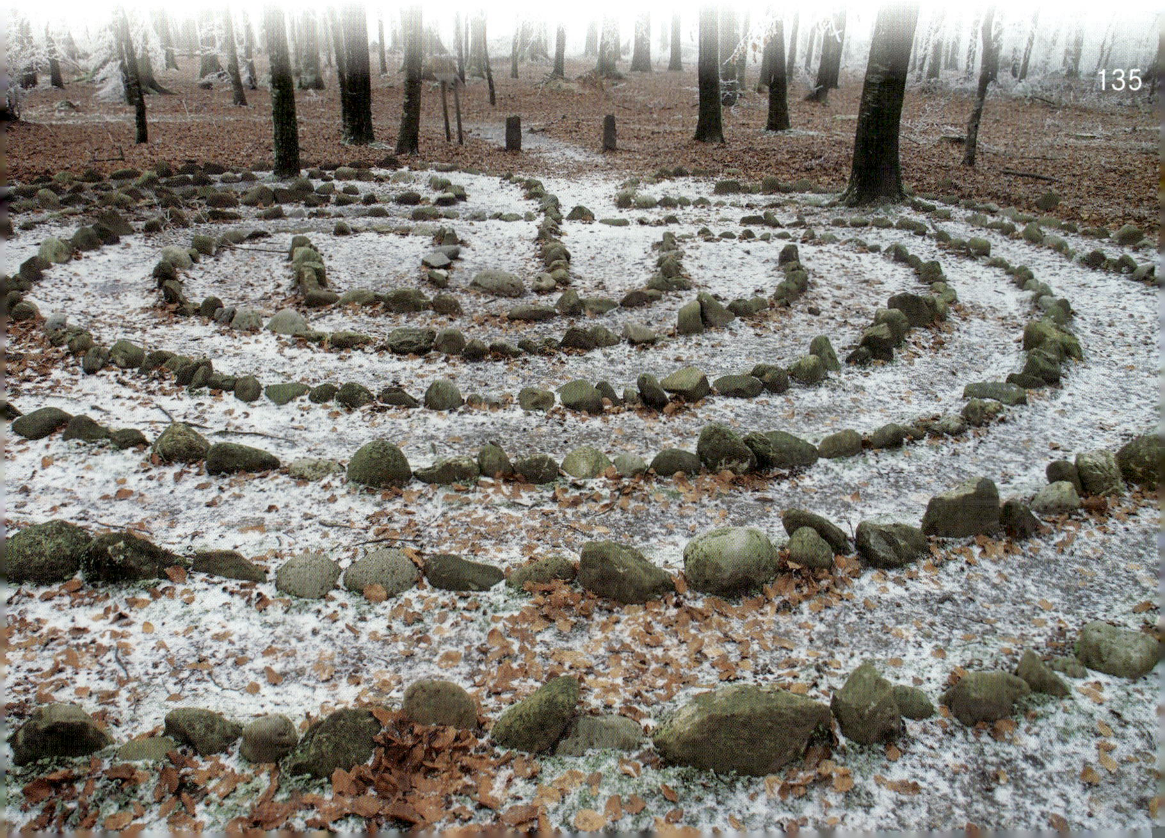

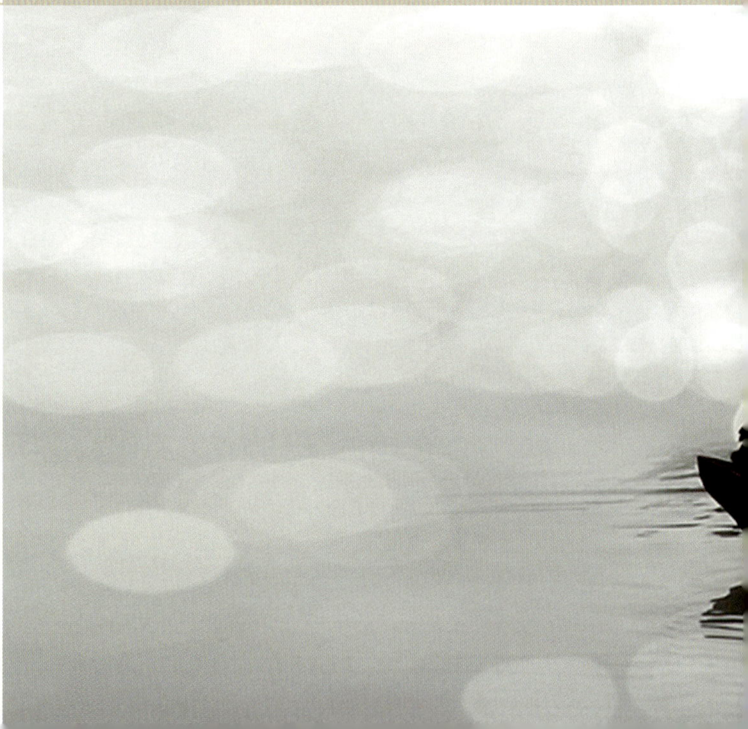

Anhang

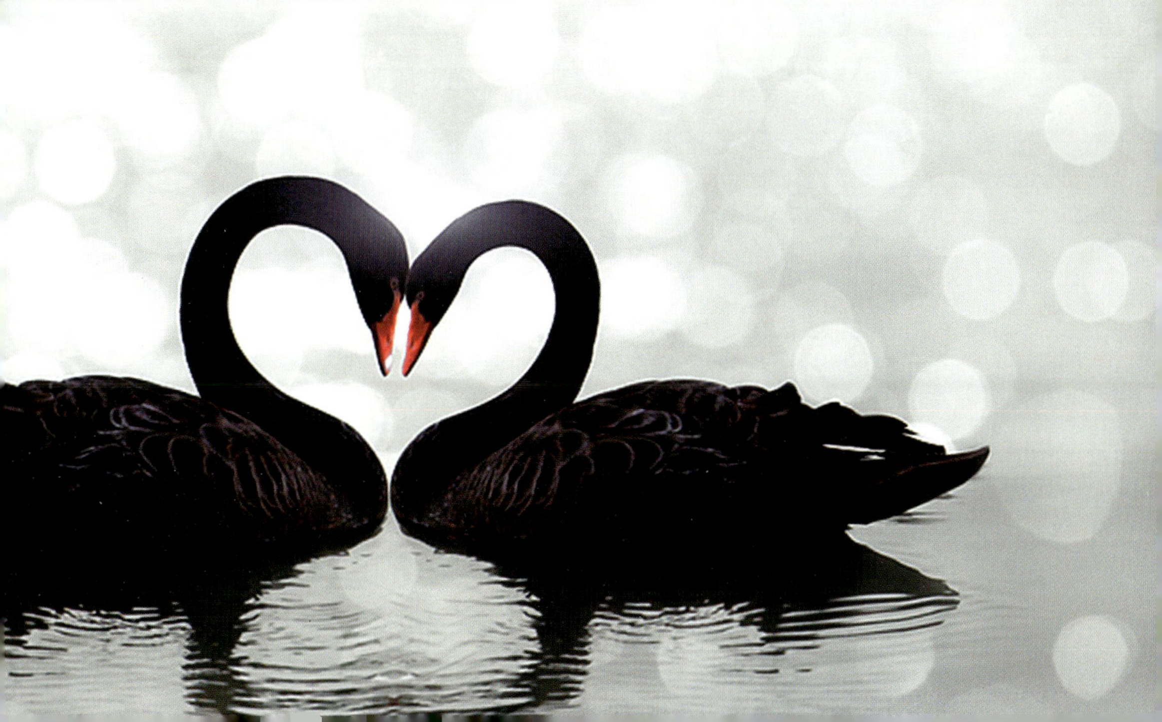

Literaturverzeichnis und Internetquellen

Allwinn, S. (2010): Stressbewältigung. Eine multiperspektivische Einführung für die Soziale Arbeit und andere psychosoziale Professionen. Freiburg (FEL)

Becker, P. (1995): Seelische Gesundheit und Verhaltenskontrolle. Eine integrative Persönlichkeitstheorie und ihre klinische Anwendung. Göttingen, Bern, Toronto, Seattle (Hogrefe)

Bieri, P. (2013): Eine Art zu leben. Über die Vielfalt menschlicher Würde. München (Hanser)

Böschemeyer, U. (2003): Worauf es ankommt. Werte als Wegweiser. München, Zürich (Piper)

Bollig, A., Heller, A., Völkel, M. (2016): Letzte Hilfe. Umsorgen von schwer erkrankten und sterbenden Menschen am Lebensende. Esslingen (der hospiz verlag)

Bowlby, J. (2006/I): Bindung. Band 1. München, Basel (Ernst Reinhardt)

Bowlby, J. (2006/III): Verlust. Band 3. München, Basel (Ernst Reinhardt)

Bowlby, J. (3. Aufl. 2014): Bindung als sichere Basis. Grundlagen und Anwendung der Bindungstheorie. München, Basel (Ernst Reinhardt)

Brandl, L., Eder, M., Riedel, C. (2014): Und dann fängt dich jemand auf. Hospizarbeit in Ingolstadt seit 1993. Ingolstadt (Hospizverein Ingolstadt e.V.)

Buchwald, P., Schwarzer, C., Hobfoll, S. (2004): Stress gemeinsam bewältigen. Ressourcenmanagement und multiaxiales Coping. Göttingen, Bern Toronto, Seattle (Hogrefe)

Crane, R. (2011): Achtsamkeitsbasierte Kognitive Therapie. Die theoretischen und praktischen Grundzüge der MBCT. Freiburg (Arbor)

Davidson, R. (2014): Neurobiologische Grundlagen von Mitgefühl, in: Germer, C., Siegel, R. (Hg.): Weisheit und Mitgefühl in der Psychotherapie. Achtsame Wege zur Vertiefung der therapeutischen Praxis. Freiburg (Arbor), S. 185–196

Frankl, V. (4. Aufl. 1987): Ärztliche Seelsorge. Grundlagen der Logotherapie und Existenzanalyse. Frankfurt (Fischer)

Frankl, V. (1988): Der unbewußte Gott. Psychotherapie und Religion. München (Kösel)

Frankl, V. (5. Aufl. 1994): Die Sinnfrage in der Psychotherapie. München, Zürich (Piper)

Frankl, V. (2. Aufl. 1996): Der leidende Mensch. Anthropologische Grundlagen der Psychotherapie. Bern (Huber)

Gadamer, H. (2010): Über die Verborgenheit der Gesundheit. Aufsätze und Vorträge. Frankfurt (Suhrkamp)

Germer, C., Siegel, R. (Hg., 2014): Weisheit und Mitgefühl in der Psychotherapie. Achtsame Wege zur Vertiefung der therapeutischen Praxis. Freiburg (Arbor)

Gilbert, P. (2011): Mitgefühl. Freiburg (Arbor)

Gilbert, P. (2013): Compassion Focused Therapy. Paderborn (Junfermann)

Graham, L. (2014): Der achtsame Weg zu Resilienz und Wohlbefinden. Wie wir unser Gehirn vor Stress und Burn-Out schützen können. Freiburg (Arbor)

Halifax, J. (3. Auf. 2014): Im Sterben dem Leben begegnen. Mut und Mitgefühl im Angesicht des Todes. Bielefeld (Theseus)

Handtke, L., Görges, H. (2012): Handbuch Traumakompetenz. Basiswissen für Therapie, Pädagogik und Beratung. Paderborn (Junfermann)

Hanson, R., Mendius, R. (4. Aufl. 2012): Das Gehirn eines Buddha. Angewandte Neurowissenschaft. Freiburg (Arbor)

Hell, D. (2007): Seelenhunger. Vom Sinn der Gefühle. Freiburg, Basel, Wien (Herder)

Hobfoll, S., Buchwald, P. (2004): Die Theorie der Ressourcenerhaltung und das multiaxiale Coping-Modell – eine innovative Stresstheorie, in: Buchwald, P., Schwarzer, C., Hobfoll, S. (Hg.): Stress gemeinsam bewältigen. Ressourcenmanagement und multiaxiales Coping. Göttingen, Bern, Toronto, Seattle (Hogrefe), S. 11–26

Hüther, G. (2015): Etwas mehr Hirn, bitte. Eine Einladung zur Wiederentdeckung der Freude am eigenen Denken und der Lust am gemeinsamen Gestalten. Göttingen (Vandenhoeck und Ruprecht)

Hüther, G., Krens, I. (2008): Das Geheimnis der ersten neun Monate. Unsere frühesten Prägungen. Weinheim, Basel (Beltz)

Kabat-Zinn, J. (2013 a): Achtsamkeit für Anfänger. Freiburg (Arbor)

Kabat-Zinn, J. (2013 b): Schmerz. Meditationen zum Umgang mit chronischen Schmerzen. Freiburg (Arbor)

Kierkegaard, S. (2. Aufl. 1986): Die Krankheit zum Tode. Frankfurt (Athenäum)

Klie, T., Student, C. (2007): Sterben in Würde. Auswege aus dem Dilemma Sterbehilfe. Freiburg, Basel, Wien (Herder)

Kolts, R. (2014): Schließe Freundschaft mit deiner Wut. Wie Achtsamkeit und Mitgefühl dabei helfen können, besser mit Ärger und Wut umzugehen. Freiburg (Arbor)

Krobath, T., Heller, A. (Hg., 2010): Ethik organisieren. Handbuch der Organisationsethik. Freiburg (Lambertus)

Kuhl, J. (2010): Lehrbuch der Persönlichkeitspsychologie. Motivation, Emotion und Selbststeuerung. Göttingen, Bern, Wien u.a. (Hogrefe)

Kuhl, J., Strehlau, A. (2014): Handlungspsychologische Grundlagen des Coaching. Anwendung der Persönlichkeits-System-Interaktion. Wiesbaden (Springer)

Längle, A. (2011): Erfüllte Existenz. Entwicklung, Anwendung und Konzepte der Existenzanalyse. Wien (Facultas)

Längle, A. (3. Aufl. 2014): Sinnvoll leben. Eine praktische Anleitung der Logotherapie. Salzburg, St. Pölten, Wien (Residenz)

Längle, A., Bürgi, D. (2014): Existenzielles Coaching. Theoretische Orientierung, Grundlagen und Praxis für Coaching, Organisationsberatung und Supervision. Wien (Facultas)

Lukas, E. (1988): Psychologische Seelsorge. Freiburg, Basel, Wien (Herder)

Lukas, E. (1989): Psychologische Vorsorge. Krisenprävention und Innenweltschutz aus logotherapeutischer Sicht, Freiburg (Herder)

Longaker, C. (2. Auf. 2012): Dem Tod begegnen und Hoffnung finden. Die emotionale und spirituelle Begleitung Sterbender. München, Zürich (Piper)

Martens, J., Kuhl, J. (3. Aufl. 2009): Die Kunst der Selbstmotivierung. Neue Erkenntnisse der Motivationsforschung praktisch nutzen. Stuttgart (Kohlhammer)

Marquard, R. (2007): Ethik in der Medizin. Eine Einführung in die evangelische Sozialethik. Stuttgart (RPE)

Müller, M. (3. Aufl. 2007): Dem Sterben Leben geben. Die Begleitung sterbender und trauernder Menschen als spiritueller Weg. Gütersloh (Gütersloher Verlagshaus)

Neff, K. (6. Aufl. 2012): Selbstmitgefühl. Wie wir uns mit unseren Schwächen versöhnen und uns selbst der beste Freund werden. München (Kailash/Randomhouse)

Neff, K. (2014): Die Wissenschaft vom Selbstmitgefühl, in: Germer, C., Siegel, R. (Hg.): Weisheit und Mitgefühl in der Psychotherapie. Achtsame Wege zur Vertiefung der therapeutischen Praxis. Freiburg (Arbor), S. 135–155

Peeck, S. (2005): Woher kommt die Kraft zur Veränderung. Neue Wege zur Persönlichkeitsentwicklung. Hamburg (Ellert u. Richter)

Pfeifer-Schaupp, U. (2010): Die Kunst des Nichthelfens. Freiburg (Arbor)

Pfeifer-Schaupp, U. (2016): Achtsamkeit, Weisheit und Mitgefühl in die Welt bringen – Angewandter Buddhismus im 21. Jahrhundert, in: Pfeifer-Schaupp, U. (Hg., 2016): Leben mit dem Herzen eines Buddha. Achtsamkeit, Weisheit und Mitgefühl für das 21. Jahrhundert. Freiburg (Arbor), S. 9–27

Regel, Y. (2016): Herzens-Energiewende in der Welt, in: Pfeifer-Schaupp, U. (Hg., 2016): Leben mit dem Herzen eines Buddha. Achtsamkeit, Weisheit und Mitgefühl für das 21. Jahrhundert. Freiburg (Arbor), S. 227–249

Prouty, G., v. Werde, D., Pörtner, M. (3. Aufl. 2011): Prä-Therapie. Stuttgart (Klett-Cotta)

Reddemann, L., Dehner-Rau, C. (3. Aufl. 2008): Trauma. Folgen erkennen, überwinden und an ihnen wachsen. Stuttgart (Trias)

Riedel, C., Deckart, R., Noyon, A. (2. Aufl. 2008): Existenzanalyse und Logotherapie. Ein Handbuch für Studium und Praxis. Darmstadt (Wiss. Buchgesellschaft)

Riedel, C. (2002): Die Zeit – Herrschaftsstruktur oder Sinnmedium, in: Zsok, O. (Hg. 2002): Logotherapie in Aktion. Praxisfelder und Wirkungsweisen. München (Kösel), S. 238–250

Riedel, C. (2006): Sinnfindung wirkt sich aus, auch auf den Therapeuten. Übertragung und Gegenübertragung in der wertschätzenden Begegnung, in: Existenz und Logos 13/2006, S. 22–35

Riedel, C. (2015): Psychotherapie in der Sterbebegleitung: achtsamkeits- und akzeptanzorientierte Dereflexion und Einstellungsmodulation, in: Existenz und Logos 23/2015, S. 29–57

Riedel, C. (2017): Psychological Care am Lebensende. Psychotherapie in der Sterbe- und Trauerbegleitung. Stuttgart (Kohlhammer)

Ritz-Schulte, G., Schmidt, P., Kuhl, J. (2008): Persönlichkeitsorientierte Psychotherapie. Göttingen, Bern u.a. (Hogrefe)

Ritz-Schulte, G., Huckebrinck, A. (2012): Autor des eigenen Lebens werden. Anleitung zur Selbstentwicklung. Stuttgart (Kohlhammer)

Schnabl, C. (2010): Care/Fürsorge: Eine ethisch relevante Kategorie für moderne Gesellschaften?, in: Krobath, T., Heller, A. (Hg.): Ethik organisieren. Handbuch der Organisationsethik. Freiburg (Lambertus), S. 107–128

Schulz, U., Schwarzer, R. (2004): Partnerschaftliche Bewältigung einer Krebserkrankung, in: Buchwald, P., Schwarzer, C., Hobfoll, S. (Hg.): Stress gemeinsam bewältigen. Ressourcenmanagement und multiaxiales Coping. Göttingen, Bern, Toronto, Seattle (Hogrefe), S. 121–138

Surrey, J., Jorden, J. (2014): Die Weisheit in Beziehung, in: Germer, C., Siegel, R. (Hg.): Weisheit und Mitgefühl in der Psychotherapie. Achtsame Wege zur Vertiefung der therapeutischen Praxis. Freiburg (Arbor), S. 261–280

Storch, M., Cantieni, B., Hüther, G., Tschacher, W. (2. Aufl. 2011): Embodiment. Die Wechselwirkung von Körper und Psyche verstehen und nutzen. Bern (Huber)

Trachsel, M., Maercker, A. (2016): Lebensende, Sterben und Tod. Göttingen (Hogrefe)

Teufel, R. (2015): Beratung und Begleitung Angehöriger in der Palliative Care. Esslingen (der hospiz verlag)

Vogel, R. (2012): Todesthemen in der Psychotherapie. Ein integratives Handbuch zur Arbeit mit Sterben, Tod und Trauer. Stuttgart (Kohlhammer)

Vogel, R. (2014): Schicksal und Psychotherapie. Therapieschulübergreifende Anregungen. Heidelberg (Springer)

Zsok, O. (Hg., 2002): Logotherapie in Aktion. Praxisfelder und Wirkungsweisen. München (Kösel)

Danke

Meiner Mutter, Rita Riedel, danke ich posthum dafür, dass Sie sich im letzten Leben meiner Begleitung anvertraute.

Meiner Schwester, Ulrike Bögner, danke ich für Ihre vertrauensvolle Unterstützung dabei.

Bettina Stainer, B.A., danke ich für das aufmerksame Gegenlesen des Manuskriptes.

Der Autor

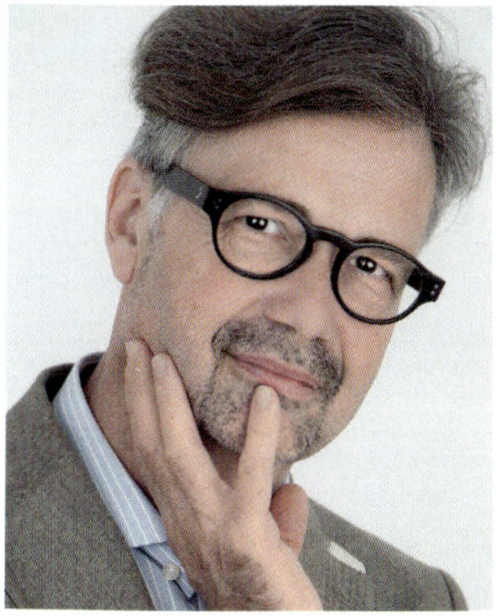

Dr. phil. Dipl.Theol. Christoph Riedel, M.A.

Kurzvita:

- Studium der Theologie, Philosophie, Psychologie und Pädagogik
- Ausbildung in Logotherapie u. Existenzanalyse am Süddeutschen Institut für Logotherapie
- Kontaktstudium Palliative Care an der Ev. Hochschule Freiburg i. Br.
- seit 1995: Psychotherapeutische Praxis mit Schwerpunkten Sterbe- und Trauerbegleitung
- seit 1997: Dozent und Lehrtherapeut am SILEA Bozen/IT
- 2000 - 2011: Supervisor für Hospizvereine der Region 10 (Ingolstadt)
- 2009 - 2012: Psychotherapie am Elisabeth Hospiz Ingolstadt
- seit 2011: Dozent der Hospiz Akademie der GGsD Nürnberg
- seit 2012: Lehrbeauftragter für wertebasierte Psychologie und Ethik an der Techn. Hochschule Ingolstadt
- seit 2013: Beratertätigkeit für Führungskräfteentwicklung, Ethische Prozesse und Trauerarbeit
- Zahlreiche Publikationen zu philosophischen, logotherapeutischen und hospizlichen Themen, darunter:
  - *Riedel, C., Deckart, R. & Noyon, A. (2008): Existenzanalyse und Logotherapie. Handbuch für Studium und Praxis. (2. Aufl.). Darmstadt (Wiss,. Buchgesellschaft)*
  - *Riedel, C. (2017): Psychological Care am Lebensende. Psychotherapie in der Sterbebegleitung. Stuttgart (Kohlhammer)*

Impressum

Bibliografische Information Der Deutschen Bibliothek

Die Deutsche Bibliothek verzeichnet diese Publikation in der Deutschen Nationalbibliografie; detaillierte bibliografische Daten sind im Internet über http://nb.ddb.de abrufbar.

Bibliographic information published byThe Deutsche Bibliothek

The Deutsche Bibliothek lists this publication in the Deutsche Bibliothek; detailed bibliographic data is available in the internet at http://dnb.ddb.de

Christoph Riedel
Krisen und Interventionen

ISBN: 978-3-946527-10-7

Typografie und Gestaltung: der hospiz verlag

Druck: SOWA, Polen

www.hospiz-verlag.de

Bildnachweis

Titelbild, Seite 1, 2, 9, 11, 13, 27, 29, 35, 42, 45, 47, 49, 51, 54, 57, 63, 65, 67, 71, 73, 74, 77, 79, 81, 83, 89, 91, 93, 97, 99, 100, 103, 104, 106, 108, 111, 113, 115, 116, 118, 121, 123, 125, 127, 129, 130, 133, 135 © pixabay.de

Seite: 17, 20,137 © shutterstock.com

Seite: 15 © schemmi_pixelio.de

Seite: 23 © Maren_Beßler_pixelio.de

Seite: 32 © claudia_arndt_photocase.de

Seite: 39 © Bärbel_Jobst_pixelio.de

Seite: 61 © Dieter_Schütz_pixelio.de